Pflege in Einfacher Sprache

Ausscheidung

Dieses Buch gehört

....

....

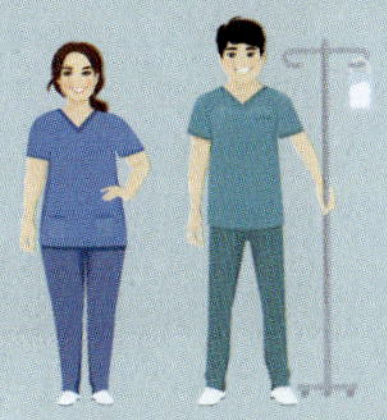

In der Reihe **Pflege in Einfacher Sprache** gibt es folgende Titel

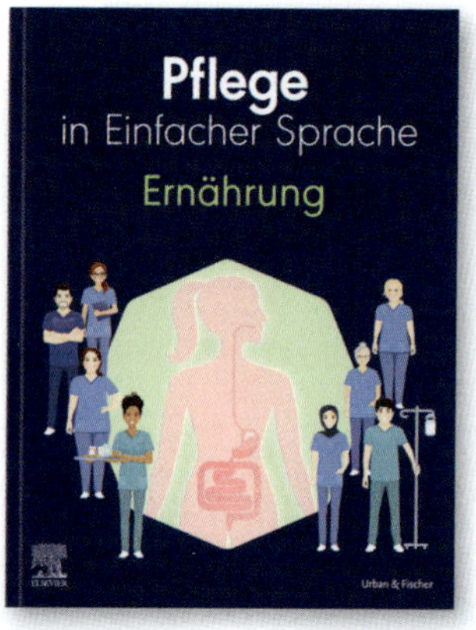

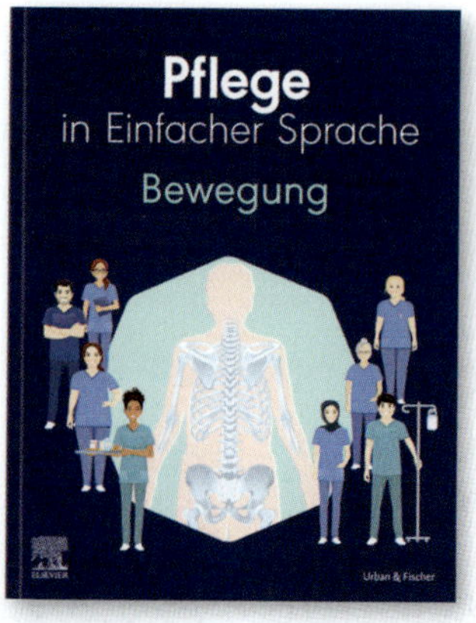

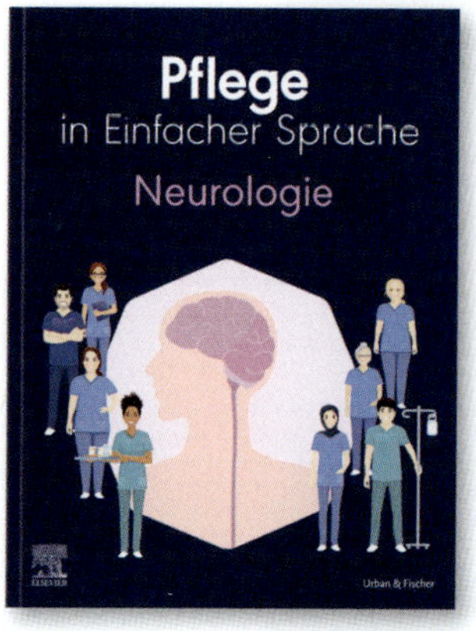

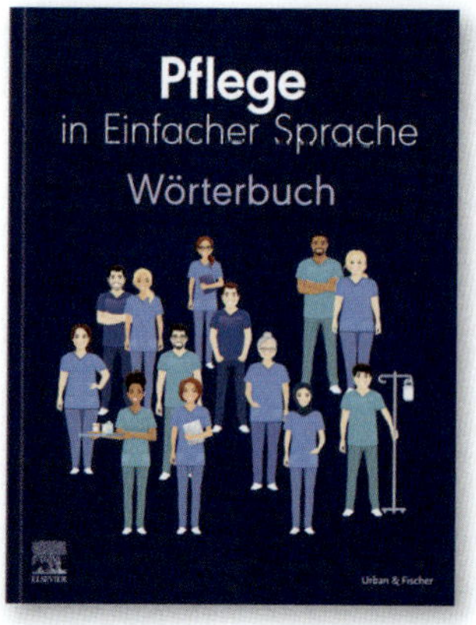

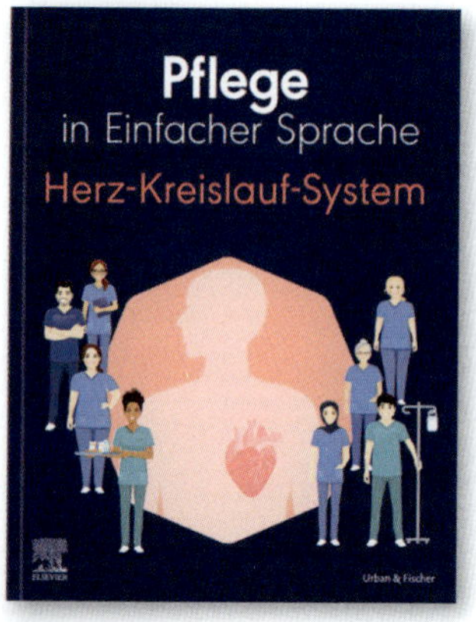

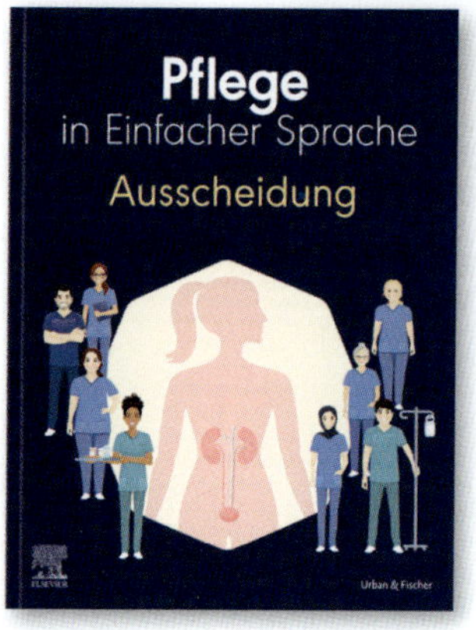

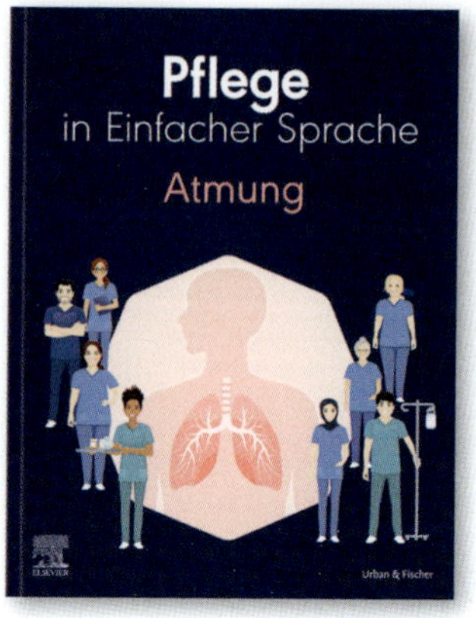

Pflege in Einfacher Sprache

Ausscheidung

Auswahl und Zusammenstellung der Inhalte: Diana Baer, München

Sprachliche Redaktion: Annette Gerstenkorn, Bochum

ELSEVIER

Elsevier GmbH, Bernhard-Wicki-Str. 5, 80636 München, Deutschland
Wir freuen uns über Ihr Feedback und Ihre Anregungen an kundendienst@elsevier.com

ISBN 978-3-437-26726-0
eISBN 978-3-437-06260-5

Wichtiger Hinweis für den Benutzer
Die medizinischen Wissenschaften unterliegen einem sehr schnellen Wissenszuwachs. Der stetige Wandel von Methoden, Wirkstoffen und Erkenntnissen ist allen an diesem Werk Beteiligten bewusst. Sowohl der Verlag als auch die Autorinnen und Autoren und alle, die an der Entstehung dieses Werkes beteiligt waren, haben große Sorgfalt darauf verwandt, dass die Angaben zu Methoden, Anweisungen, Produkten, Anwendungen oder Konzepten dem aktuellen Wissensstand zum Zeitpunkt der Fertigstellung des Werkes entsprechen.
Der Verlag kann jedoch keine Gewähr für Angaben zu Dosierung und Applikationsformen übernehmen. Es sollte stets eine unabhängige und sorgfältige Überprüfung von Diagnosen und Arzneimitteldosierungen sowie möglicher Kontraindikationen erfolgen. Jede Dosierung oder Applikation liegt in der Verantwortung der Anwenderin oder des Anwenders. Die Elsevier GmbH, die Autorinnen und Autoren und alle, die an der Entstehung des Werkes mitgewirkt haben, können keinerlei Haftung in Bezug auf jegliche Verletzung und/oder Schäden an Personen oder Eigentum, im Rahmen von Produkthaftung, Fahrlässigkeit oder anderweitig übernehmen.

Für die Vollständigkeit und Auswahl der aufgeführten Medikamente übernimmt der Verlag keine Gewähr.
Geschützte Warennamen (Warenzeichen) werden in der Regel besonders kenntlich gemacht (®). Aus dem Fehlen eines solchen Hinweises kann jedoch nicht automatisch geschlossen werden, dass es sich um einen freien Warennamen handelt.

Bibliografische Information der Deutschen Nationalbibliothek
Die Deutsche Nationalbibliothek verzeichnet diese Publikation in der Deutschen Nationalbibliografie; detaillierte bibliografische Daten sind im Internet über https://www.dnb.de abrufbar.

23 24 25 26 27 5 4 3 2 1

In ihren Veröffentlichungen verfolgt die Elsevier GmbH das Ziel, genderneutrale Formulierungen für Personengruppen zu verwenden. Um jedoch den Textfluss nicht zu stören sowie die gestalterische Freiheit nicht einzuschränken, wurden bisweilen Kompromisse eingegangen. Selbstverständlich sind **immer alle Geschlechter** gemeint.

Planung: Martina Lauster, München
Projektmanagement: Nicole Kopp, München
Redaktion: Annette Gerstenkorn, Bochum
Bildrechteklärung: Katja Sieger-Schauer und Ramona Mühlbauer, München
Layout: Christine Kosel und Nicole Kopp, München
Herstellung: Kadja Gericke, Dürnau
Satz: Thomson Digital, Noida/Indien
Druck und Bindung: EGEDSA Sabadell, Barcelona/Spanien
Umschlaggestaltung: Favoritbuero, München
Umschlagherstellung: SpieszDesign, Neu-Ulm
Titelbilder: Personen © Volha Hlinskaya/shutterstock, Organ © VectorMine/shutterstock

Aktuelle Informationen finden Sie im Internet unter **www.elsevier.de**

Vorwort

Liebe Leserin, lieber Leser,

„Wenn man etwas nicht einfach erklären kann, hat man es nicht verstanden."
(A. Einstein)

Wir möchten, dass Sie alle Inhalte in der Pflegeausbildung verstehen.
Wir möchten, dass Sie Ihre Prüfung bestehen.
Wir möchten, dass Sie im Beruf richtig handeln und keine Fehler machen.

Sie interessieren sich für das Thema **Ausscheidung**. Zum Thema Ausscheidung gibt es viele komplizierte Informationen und Zusammenhänge.
Dieses Buch ist deshalb in **Einfacher Sprache** geschrieben.

- Die Texte sind leichter zu verstehen als andere Texte.
- Es gibt wenige Fremdwörter.
- **Fachwörter** finden Sie hinten im Buch erklärt. Zusätzlich gibt es ein Wörterbuch in Einfacher Sprache in dieser Buchreihe.
- **Abbildungen** zeigen Ihnen die Wirklichkeit in der Praxis.
- **Farbige Kästen** heben wichtige Hinweise hervor.

Das bedeutet aber auch: Das Buch enthält nur die wichtigsten Informationen zu diesem Thema. Das Buch dient als Unterstützung und Ergänzung zu anderen Lehrbüchern.

In diesem Buch finden Sie eine Auswahl der Inhalte zum Thema **Ausscheidung**.
Zum Beispiel:

- Was muss ich beobachten?
- Wie erkenne ich eine gesunde Ausscheidung? Wie erkenne ich Abweichungen davon?
- Welche pflegerischen Handlungen führe ich durch? Zum Beispiel: Versorgung eines Dauerkatheters.
- Wie versorge ich eine Patientin mit Urostoma?

Mit dieser Buchreihe möchten wir Ihnen helfen, komplizierte Zusammenhänge zu verstehen. Damit werden Sie sicher für Ihren Berufsalltag und für die Prüfungen.

München, Januar 2023
Lektorat Pflege im Namen aller Mitwirkenden

Hinweise für Leserinnen und Leser

In diesem Buch finden Sie Informationen zum Thema **Ausscheidung**:

- Allgemeine Grundlagen. Wie funktioniert die Ausscheidung? Welche Organe sind beteiligt?
- Was passiert bei der Ausscheidung?
- Was beobachten Sie beim Patienten?
- Wie erkennt man eine normale Ausscheidung? Und wie bemerken Sie krankhafte Veränderungen?
- Wie können Sie den Patienten bei Problemen mit der Ausscheidung unterstützen?
- Sie lernen wichtige Krankheiten kennen.

Wichtige Wörter in diesem Buch sind **fett** gedruckt. Diese Wörter helfen Ihnen dabei, einen schnellen Überblick zu bekommen.
Einige Wörter sind **fett** und gelb markiert. Zum Beispiel: **Algurie**. Das sind Fachwörter zum Thema Ausscheidung. Diese Wörter werden am Ende des Buches im Kapitel Fachwörter erklärt.
Einige Wörter sind *kursiv* gedruckt. Zum Beispiel: *Inkontinenz*. Das sind allgemeine Fachwörter.

Am Ende des Buches finden Sie:

- **Abkürzungen:** Die Bedeutung von Abkürzungen aus dem Buch wird erklärt.
- **Fachwörter:** Hier werden die fett gedruckten und gelb markierten Fachwörter aus dem Buch erklärt.
- **Stichwörter:** Alle wichtigen Stichwörter aus dem Buch sind hier alphabetisch geordnet. Die Seitenzahlen geben an, auf welcher Seite mehr dazu steht.

Zusätzlich gibt es ein Wörterbuch in dieser Buchreihe. Darin werden in Einfacher Sprache viele pflegerische und medizinische Fachwörter erklärt.

Folgende Kästen helfen Ihnen bei der Orientierung.

Begriffserklärung

Dieser Kasten erklärt wichtige Begriffe: Was bedeutet das?

Merkhilfe

Dieser Kasten gibt Hinweise zum einfachen Merken: Was ist wichtig?

Praxistipp

Dieser Kasten gibt Tipps für die Praxis: Wie setze ich das im beruflichen Alltag um?

Vorsicht

Dieser Kasten gibt Hinweise: Wie verhalte ich mich, um den Patienten nicht in Gefahr zu bringen?

Fehler gefunden?

An unsere Inhalte haben wir sehr hohe Ansprüche. Trotz aller Sorgfalt kann es jedoch passieren, dass sich ein Fehler einschleicht. Oder dass fachlich-inhaltliche Aktualisierungen notwendig geworden sind.
Wenn ein relevanter Fehler entdeckt wird, stellen wir eine Korrektur zur Verfügung. Mit diesem QR-Code können Sie die Korrektur schnell abrufen.
https://else4.de/978-3-437-26726-0

Wir sind dankbar für jeden Hinweis. Damit helfen Sie uns, dieses Werk zu verbessern.
Bitte richten Sie Ihre Anregungen, Lob und Kritik an folgende E-Mail-Adresse:
kundendienst@elsevier.com

Inhaltsverzeichnis

1 Ausscheidung

Ausscheiden ist ein menschliches **Grundbedürfnis**.
Die meisten erwachsenen Menschen sprechen nicht gerne über ihre Ausscheidung.
Die meisten Menschen wünschen sich,

- dass mit dem Thema Ausscheidung diskret umgegangen wird.
- dass ihre **Intimsphäre** berücksichtigt wird.

Probleme bei der Ausscheidung beeinflussen die gesamte **Lebensqualität**.
Zum Beispiel: Menschen mit *Inkontinenz* verlassen nur noch ungern die eigene Wohnung.
Bei der Ausscheidung geht es um die Beseitigung **unverwertbarer** oder schädlicher Stoffe aus dem menschlichen Organismus. Das betrifft vor allem die Ausscheidung von Urin und Stuhl.
Die Ausscheidung ist abhängig von: Ernährung und Stoffwechsel.
Der menschliche Organismus scheidet unverwertbare und schädliche Stoffe aus:

- Stoffe, die mit der Nahrung aufgenommen wurden. Zum Beispiel: Wasser und Ballaststoffe.
- Stoffe, die beim Stoffwechsel entstanden sind. Zum Beispiel: Harnstoff und Kreatinin.

Als Sonderform zählt auch das **Erbrechen** zu der Ausscheidung.
Beim Erbrechen handelt es sich um einen **Schutzreflex**: Der Körper entfernt zum Beispiel Unverdauliches und Schadstoffe aus dem Verdauungstrakt.

Das Absondern von **Schweiß** dient nicht unbedingt der Ausscheidung: Wasser und Salz werden über die Niere ausgeschieden. Das Schwitzen ist die Folge einer gesteigerten Wärmebildung. Zum Beispiel durch Muskelarbeit. Das Schwitzen wird aber niemals verursacht durch eine gesteigerte Zufuhr von Wasser oder Salz.

Die Blasenentleerung und die Darmentleerung beruhen auf einem umfassenden Zusammenspiel von **Willkürmotorik** und **Reflexen**.

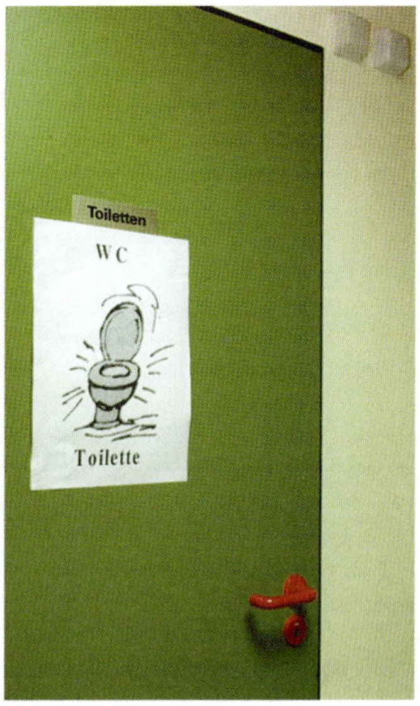

Abb. 1.1 Der Gang zur Toilette ist ein Grundbedürfnis. Trotzdem ist die Ausscheidung oft mit Scham verbunden.
[K157]

1.1 Welche Organe sind beteiligt?

Das Harnsystem

Begriffserklärung

Harnsystem: Organe für die Urinproduktion und Urinausscheidung. Das sind die Nieren und die ableitenden Harnwege.

Das Harnsystem erfüllt mehrere **Aufgaben**:

- Stoffwechselendprodukte ausscheiden. Vor allem *harnpflichtige Substanzen*.
- Fremdsubstanzen ausscheiden. Zum Beispiel Medikamente und Umweltgifte: **Entgiftungsfunktion**.
- Den Wassergehalt konstant halten. Den **osmotischen** Druck konstant halten.
- Regulation der Elektrolytkonzentrationen. Insbesondere der folgenden Elektrolyte: Natrium, Kalium, Kalzium, Magnesium und Phosphat.
- Den Blutdruck regulieren.
- Das Säure-Basen-Gleichgewicht aufrechterhalten.
- Das hormonähnliche Enzym *Renin* bilden.
- Das Hormon *Erythropoetin* bilden.
- Eine Vitamin-D-Vorstufe in das wirksame Vitamin-D-Hormon umwandeln.

Das **Harnsystem** besteht aus den beiden **Nieren** und den **ableitenden Harnwegen**.

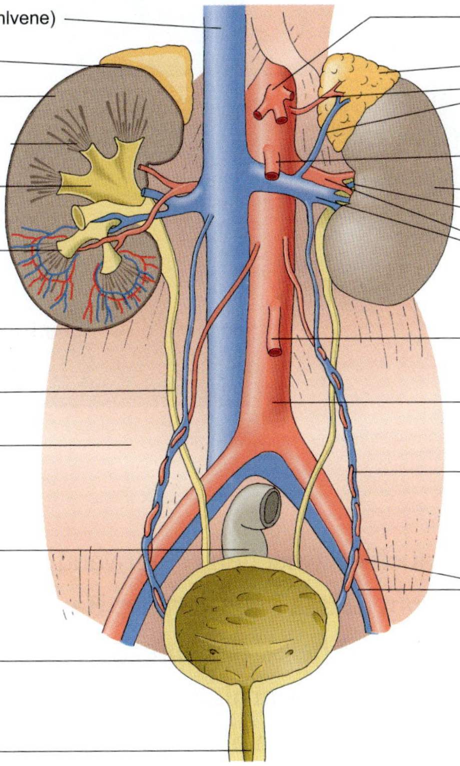

Abb. 1.2 Harnsystem
[L190]

Die Nieren

Die äußere Gestalt der Nieren

Die rotbraunen Nieren liegen links und rechts neben der Wirbelsäule. Sie liegen unter dem Zwerchfell. Die Nieren sind etwa:

- 11 cm lang
- 6 cm breit
- 2,5 cm dick
- 150 g schwer

Die äußere Form einer Niere erinnert an eine große Bohne.
Die linke Niere reicht vom 11. Brustwirbel bis zum 2. Lendenwirbel. Die rechte Niere liegt etwa einen Wirbelkörper tiefer. Denn über der rechten Niere liegt die Leber.

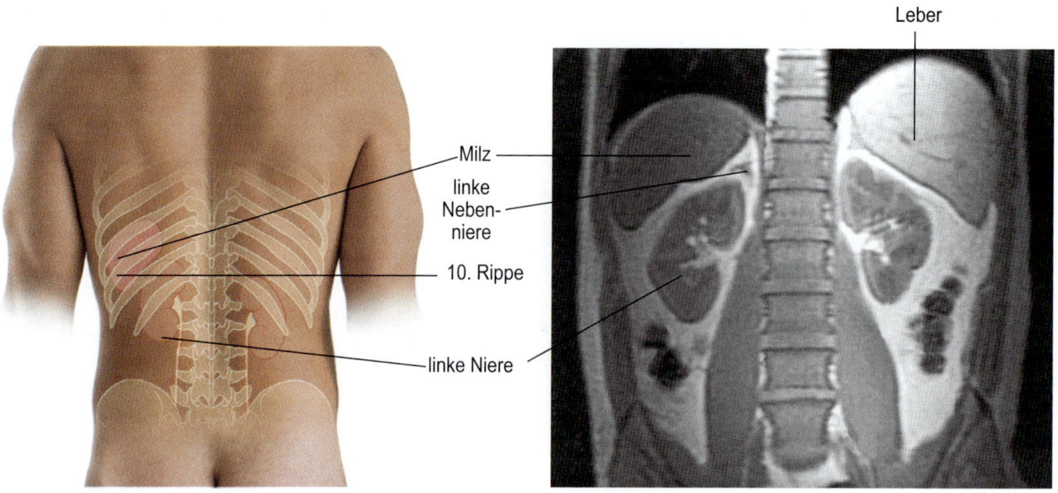

Abb. 1.3 Lage der Nieren
[E402-004, E458]

Die Nieren liegen hinter dem Bauchfell zwischen Hinterwand des Peritoneums und der Rückenmuskulatur. Peritoneum ist das Fachwort für: **Bauchfell**.
Das Fachwort für hinter dem Bauchfell heißt: **Retroperitonealraum**. Dort befinden sich außerdem die **Nebennieren** und die **Harnleiter**.
Im zur Mitte hin gelegenen Nierenrand liegen außerdem:

- Die Nierenpforte. Die Nierenpforte wird auch Nierenhilum genannt.
- Das Nierenbecken. Das Nierenbecken sammelt den aus dem Nierenparenchym kommenden Urin. Das Nierenbecken geht in den Harnleiter über.
- Die Nierenarterie (*Arteria renalis*).
- Die Nierenvene (*Vena renalis*).
- Nerven.
- Lymphgefäße.

Die Niere ist von **einer bindegewebigen Nierenkapsel** überzogen.
Die Niere wird durch Fett und Bindegewebe an der hinteren Bauchwand verankert. So wird die Niere vor Stößen geschützt.

Die Niere bildet auch Hormone:

- Renin führt über die Aktivierung des Renin-Angiotensin-Aldosteron-Systems zu einem Blutdruckanstieg.
- Erythropoetin fördert die Erythrozytenbildung im Knochenmark.

Der innere Aufbau der Nieren

Im Inneren der Niere liegt:

- das Nierenbecken (*Pelvis renalis, Pyelon*)
- das fein gestreifte Nierenmark (*Medulla renalis*)
- die hellere Nierenrinde (*Cortex renalis*)

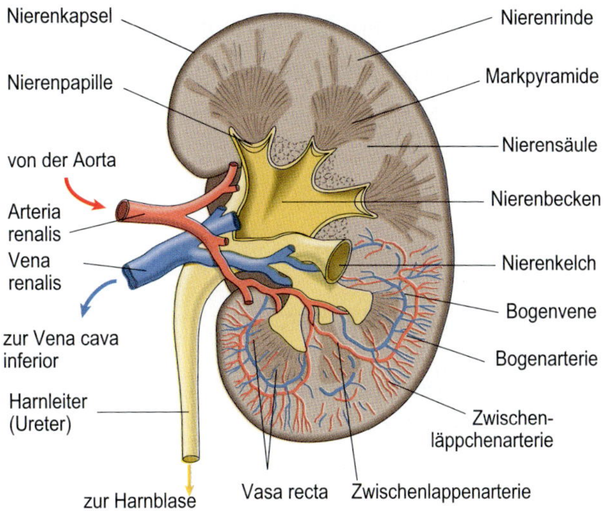

Abb. 1.4 Längsschnitt durch eine Niere [L190]

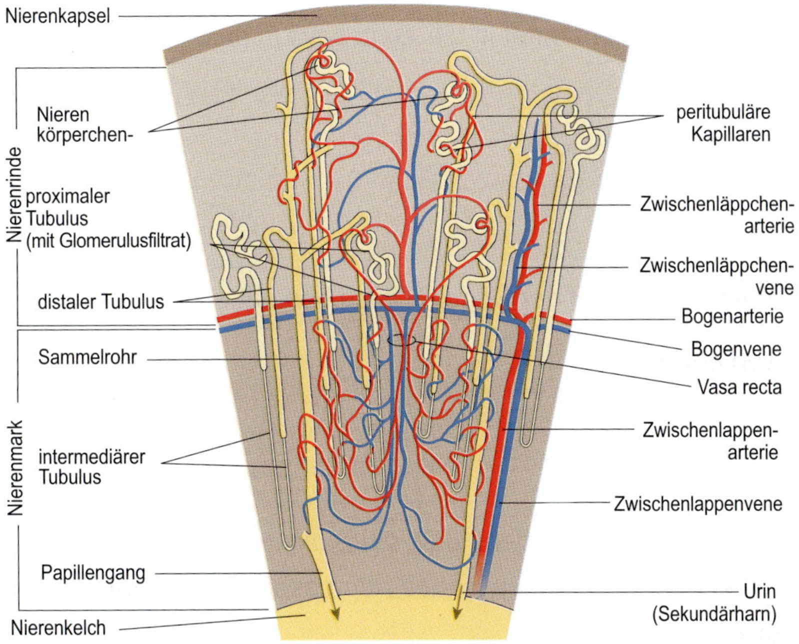

Abb. 1.5 Feiner Aufbau von Nierenrinde und Nierenmark [L190]

Die Blutversorgung der Nieren

Arterielle Nierengefäße

Die Durchblutung beider Nieren beträgt etwa 20 Prozent des Herzzeitvolumens. Das ist also etwa 1 Liter Blut in der Minute. Das entspricht 1.500 Litern täglich.
Das Gefäßsystem der Nieren ist sehr kompliziert.
Jede Niere erhält Blut über die linke oder die rechte *Arteria renalis*, also die **Nierenarterie**.
Nach ihrem Eintritt am Nierenhilum verzweigen sich die Nierenarterien in Segmentarterien. Später verzweigen sie sich in Zwischenlappenarterien. Diese steigen in den Nierensäulen auf. Im weiteren Verlauf verzweigen sich die Arterien immer mehr.

Venöse Nierengefäße

Das venöse Blut fließt über:

- Zwischenläppchenvenen
- Bogenvenen
- Zwischenlappenvenen
- in die **Vena renalis**, also die Nierenvene

Die Nierenvene wiederum mündet in die *Vena cava inferior*.

Das Nephron

Begriffserkkärung

Nephron: Funktionseinheit der Nieren. Diese besteht aus:

- Nierenkörperchen
- Tubulusapparat

Das Fachwort für Nierenkörperchen heißt: *Corpusculum renale*.
Die Aufgabe des Nierenkörperchen ist das Abpressen des *Glomerulusfiltrats*, also des **Primärharns**.
Die Aufgabe des Tubulusapparats ist die **Harnkonzentrierung** zum **Urin**, also dem Endharn oder Harn.

Nierenkörperchen und Tubulusapparat bilden zusammen eine **funktionelle Einheit**: das **Nephron**.

Produktion des Glomerulusfiltrats

Im Nierenkörperchen beginnt die **Harnproduktion**.
Das Blut fließt durch die Glomerulusschlingen. Dort wird aus dem Blut ein wässriges Filtrat abgepresst: das **Glomerulusfiltrat**.
Das Glomerulusfiltrat wird auch **Primärharn** genannt.
Maßgeblich für die Filtratproduktion ist der glomeruläre Filtrationsdruck. Die Niere hält den Filtrationsdruck in einem weiten Blutdruckbereich konstant.
Es werden etwa 120 ml Flüssigkeit pro Minute abgepresst. Das sind also 170 bis 180 Liter pro Tag. Abgegeben werden aber nur etwa 1,5 Liter Harn.
99 Prozent der Flüssigkeit wird im Tubulusapparat **rückresorbiert**. Dann wird die Flüssigkeit wieder dem Kreislauf zugeführt.
Die Hormone Aldosteron und ADH regulieren diese Rückresorption.

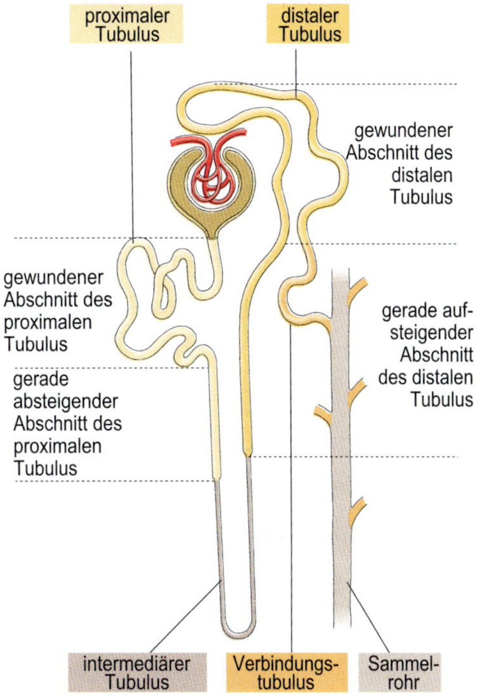

Abb. 1.6 Nierenkörperchen und Tubulusapparat in schematischer Darstellung [L190]

Die ableitenden Harnwege

Der Urin wird zuerst im Nierenbecken gesammelt. Von dort gelangt er über die Harnleiter in die Harnblase.
Die Entleerung der Harnblase erfolgt durch die willentliche Aktivierung eines Reflexbogens.

Das Fachwort für die Entleerung der Harnblase heißt: **Miktion**.
Außerhalb der Miktion wird die Harnröhre durch den **Tonus** der Schließmuskeln verschlossen gehalten. Das Fachwort dafür heißt: **Kontinenz**.

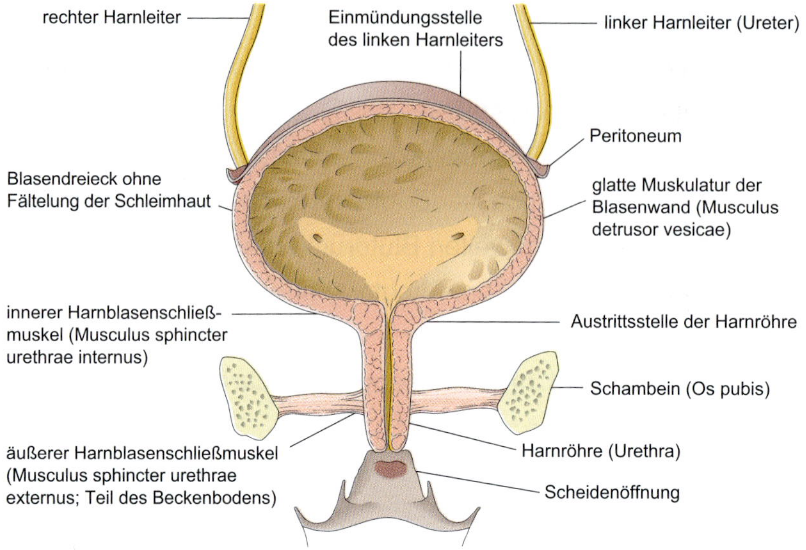

Abb. 1.7 Harnblase der Frau
[L190]

Die Harnblase

Die Harnblase ist ein Hohlorgan, das aus glatter Muskulatur gebildet ist. Das Fachwort für Harnblase heißt: *Vesica urinaria*.
Die Harnblase liegt vorne im kleinen Becken. Sie liegt direkt hinter der **Symphyse** (Schambeinfuge) und den Schambeinen. Die volle Harnblase ragt nach oben über die Symphyse hinaus.
Das Dach der Harnblase wird von *Peritoneum* (Bauchfell) bedeckt.
Der hintere Teil der Blase grenzt bei der Frau an die Scheide und die Gebärmutter. Beim Mann grenzt der hintere Teil der Blase an das Rektum.

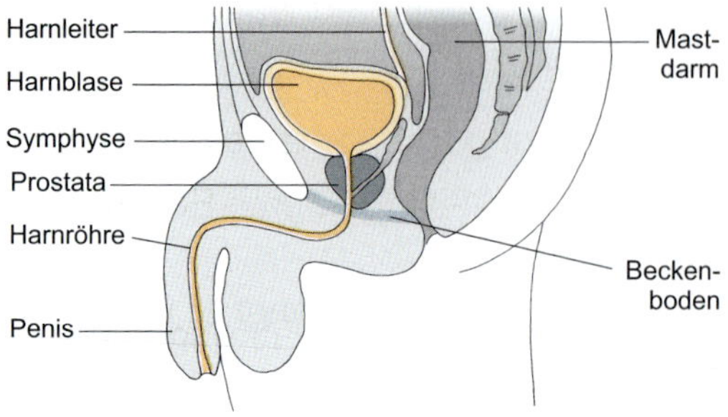

Abb. 1.8 Harnblase und Harnröhre beim Mann
[L190]

Die Harnröhre

Die **Harnröhre** verbindet die Harnblase mit der Körperoberfläche.
Das Fachwort für Harnröhre heißt: *Urethra*.
Die Harnröhre der Frau ist nur etwa 4 cm lang und verläuft fast gerade. Sie mündet in den Scheidenvorhof.
Die Harnröhre des Mannes ist mit etwa 20 cm deutlich länger. Sie hat mehrere Biegungen, Engstellen und Erweiterungen.

Der Verdauungstrakt

Zur Ausscheidung gehören auch Teile des Verdauungstrakts:

- der Dünndarm
- der Dickdarm
- der Enddarm

Im Mund beginnt die Verdauung von Nahrung. Im Magen werden Nährstoffe gespalten und aufgenommen. Die Nahrung wird zu einem Speisebrei geformt. Gelangt dieser Speisebrei in den Dünndarm, beginnt die **Ausscheidung**.

Der Dünndarm

Der **Dünndarm** besteht aus:

- **Duodenum** (Zwölffingerdarm)
- **Jejunum** (Leerdarm)
- **Ileum** (Krummdarm)

In das Duodenum münden die **Bauchspeicheldrüse** und der Gallengang.
Das Fachwort für Bauchspeicheldrüse heißt: *Pankreas*.
Eine starke Muskelschicht sorgt dafür, dass der Speisebrei gut durchmischt wird und dass er in Richtung Dickdarm weitertransportiert wird.
Im oberen Dünndarm wird die chemische Verdauung fortgesetzt, die im Mundraum bereits begonnen hat. Die chemische Verdauung findet statt durch Enzyme aus der Schleimhaut des Dünndarms und des Pankreas.
Im unteren Dünndarm werden die kleinsten Bestandteile der Nahrung durch die Schleimhaut vom Darm ins Blutgefäßsystem aufgenommen. Das Fachwort für die Aufnahme von Stoffen in den Körper heißt: *resorbieren*.
Durch die Pfortader wird das nährstoffreiche Blut in die **Leber** transportiert.

Der Dickdarm

Das lateinische Fachwort für Dickdarm heißt: **Colon**.

Der **Dickdarm** besteht aus:

- Blinddarm (**Caecum**) mit Wurmfortsatz (**Appendix**).
- Aufsteigendem Dickdarm. Das Fachwort heißt: **Colon ascendens**.
- Quer verlaufendem Dickdarm. Das Fachwort heißt: **Colon transversum**.
- Absteigendem Dickdarm. Das Fachwort heißt: **Colon descendens**.
- S-förmigem-Dickdarm. Das Fachwort heißt: **Colon sigmoideum**.

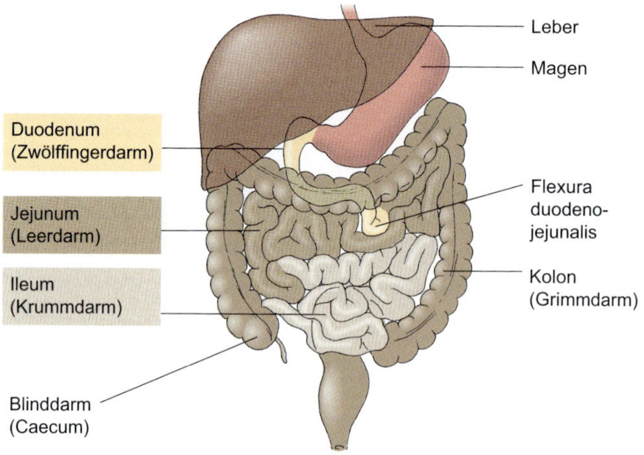

Abb. 1.9 Dünndarm und Dickdarm [L190]

Die wichtigsten **Aufgaben** des Dickdarms sind:

- die Rückresorption von Wasser und Elektrolyten
- der bakterielle Abbau von unverdaulichen Nahrungsresten

Begriffserklärung

Resorption bedeutet: Die Aufnahme von körpereigenen oder fremden Stoffen über Zellen, Gewebe oder Organe.
Rückresorption bedeutet: Die Wiederaufnahme von Stoffen, nachdem die Stoffe bereits im Körper verarbeitet wurden.

Merkhilfe

Achtung – Verwechslungsgefahr.
Im Alltag spricht man häufig von **Blinddarmentzündung**.
Pflegefachpersonen wissen, dass aber nicht der Blinddarm entzündet ist. Entzündet ist der Wurmfortsatz, der Appendix. Das Fachwort für Blinddarmentzündung heißt: *Appendizitis*.

Der Enddarm

Der **Enddarm** wird auch als **Mastdarm** oder **Rektum** bezeichnet. Der Enddarm besteht aus:

- Ampulla recti
- Sammelbehälter für Stuhl
- After (**Anus**)

Der Enddarm speichert den Stuhl und scheidet ihn aus.

1.2 Was gehört zur Ausscheidung?

Urin

Die **Aufgaben** des **Harnsystems** sind:

- Urinproduktion
- Urinausscheidung

Die beiden Nieren bilden den Urin.
Mit dem Urin werden Stoffwechselendprodukte und Wasser ausgeschieden.
Damit übernehmen die Nieren wichtige Aufgaben für die Aufrechterhaltung der Körperfunktionen.
Der Harn gelangt über das Nierenbecken und die beiden Harnleiter (Ureter) in die Harnblase.
Ab einer gewissen Füllung verspürt der Mensch **Harndrang**.
Die Entleerung der Harnblase kann der Mensch willentlich steuern.

Wenn die die **Miktion** (Urinausscheidung) stattfinden soll, dann öffnen sich die Schließmuskeln am Blasenausgang. Über die Harnröhre entleert sich der Urin nach außen.
Die Organe unterhalb der Nieren werden auch als **ableitende Harnwege** bezeichnet.

Zusammensetzung des Urins

Urin setzt sich zusammen aus:

- 95 Prozent Wasser.
- Harnstoff. Harnstoff ist ein Stoffwechselendprodukt des Eiweißstoffwechsels.
- Harnsäure. Harnsäure ist ein Stoffwechselendprodukt des Purinstoffwechsels.
- Kreatinin. Kreatinin ist aus Muskelstoffwechsel und fleischhaltiger Ernährung.
- Organischen und anorganischen Salzen. Zum Beispiel: Kochsalze, Kalksalze, Phosphate.
- Organischen Säuren. Zum Beispiel: Zitronensäure und Oxalsäure.
- Farbstoffen. Zum Beispiel Urobilinogen und Urochrome. Das sind stickstoffhaltige gelbe Farbstoffe aus dem Hämoglobinabbau, die für die gelbe Färbung verantwortlich sind.
- Hormonen. Zum Beispiel hCG (**h**umanes **C**horion**g**onadotropin) zum Schwangerschaftsnachweis.
- Wasserlöslichen Vitamine. Zum Beispiel: Vitamin B und Vitamin C.

Harnpflichtige Substanzen

Zu den **harnpflichtigen Substanzen** zählen: Harnstoff, Harnsäure und Kreatinin. Es ist wichtig, dass diese Stoffe mit dem Urin ausgeschieden werden und nur in geringer Konzentration im Blut sind. Wenn der Wert von Harnstoff, Harnsäure oder Kreatinin im Blut erhöht ist, dann spricht dies für einen krankhaften Prozess. Zum Beispiel für eine Nierenerkrankung.

Die Steuerung der Blasenentleerung

Begriffserklärung

Miktion: *mingere* ist Latein und bedeutet harnen.
Miktion bezeichnet die physiologische Entleerung der Blase.
Physiologisch bedeutet, dass die Entleerung willkürlich und schmerzlos ist. Beim Erwachsenen werden 200–400 ml pro Entleerung ausgeschieden.
Harnkontinenz: *continentia* ist Latein und bedeutet Zurückhaltung.
Harnkontinenz bezeichnet die Fähigkeit, die Blase willkürlich und zu passender Zeit an einem passenden Ort zu entleeren.

Die physiologische Steuerung der Blasenentleerung erfolgt durch die **Miktion** und **Harnkontinenz**.
Voraussetzungen für die physiologische Blasenentleerung:

- intakter Blasenschließmuskel
- funktionsfähiger Harnblasenmuskel
- durchgängige Harnröhre
- Weiterleitung der Nervenimpulse von der Blase zum Gehirn und zurück

Das höchste Füllvolumen der Harnblase des Erwachsenen beträgt etwa 800 ml. Jedoch stellt sich bereits ab einer Füllmenge von 200–250 ml Urin in der Harnblase der Harndrang ein. Harndrang meint das Bedürfnis, zur Toilette gehen zu müssen. Der **Harndrang** wird durch eine Öffnung des Blasenhalses verursacht. **Dehnungsrezeptoren** an der Blasenwand leiten das Bedürfnis zu urinieren an das Gehirn. Das geschieht durch Nervenimpulse.
Beim gesunden Menschen wird dem Bedürfnis aber nicht sofort stattgegeben. Ein hemmendes Signal des Gehirns sorgt dafür, dass die quergestreifte Blasenschließmuskulatur die vorzeitige Entleerung der Blase verhindert.
Die willkürliche Blasenentleerung findet erst statt, wenn die Blasenschließmuskulatur den Urin nicht mehr zurückhält.
Der Urin fließt dann durch die Harnröhre aus dem Körper. Die vollständige Entleerung erfolgt durch die Kontraktion der Blasenmuskulatur, also durch das Zusammenziehen der Blasenmuskulatur. Die Blasenmuskulatur wird unterstützt von der Bauchmuskulatur und von der Beckenbodenmuskulatur. Somit kann der Urin im **Strahl** abfließen.

Stuhl

Begriffserklärung

Stuhl oder *Faeces, Fäzes, Kot*: Endprodukt der Verdauung. Der Stuhl stellt den unverdaulichen, eingedickten und durch Bakterien zersetzten Rest des Speisebreis dar.

Die Stuhlbildung geschieht im **Darm**.
Im **Dünndarm** werden die Nährstoffe ins Blut resorbiert.
Die Hauptaufgabe des **Dickdarms** ist die Rückresorption von Wasser und Elektrolyten. Und der Abbau von unverdaulichen Nahrungsresten durch Bakterien.
Der Darminhalt wird auf eine Ausscheidungsmenge von 150–200 ml Wasser am Tag eingedickt.
In der *Ampulla recti* im Enddarm wird der Stuhl gespeichert.
Ab einer gewissen Füllung verspürt der Mensch den Drang zur *Defäkation*, also zur Stuhlausscheidung. Der **After** ist die Öffnung nach außen. Der After besteht aus den Schließmuskeln.

Zusammensetzung des Stuhls

Der **normale Stuhl** setzt sich zusammen aus:

- 75 Prozent Wasser
- unverdauten, teilweise zersetzten Nahrungsbestandteilen
- abgestoßenen Zellen der Darmschleimhaut
- Sekreten des Verdauungstrakts
- Gärungsprodukten und Fäulnisprodukten: verantwortlich für den Geruch
- Bakterien, zum Beispiel Escheria coli
- Gallenfarbstoffen wie Sterkobilin: verantwortlich für bräunliche Färbung

Der Darm des Menschen enthält viele **Bakterien**. Wenn die Bakterien in andere Körperregionen oder Organe gelangen, dann können **Entzündungen** die Folge sein. Pflegefachpersonen achten deshalb auf einen **hygienischen Umgang** mit Stuhl.

Der hohe Wasseranteil im Stuhl wird dem Körper entzogen.
Der entzogene Wasseranteil muss mit **ausreichender Flüssigkeitszufuhr** wieder ausgeglichen werden. Sonst besteht die Gefahr einer **Obstipation** (Verstopfung).

Die Steuerung der Stuhlentleerung

Begriffserklärung

Defäkation: Vorgang der Stuhlentleerung. Und somit die Ausscheidung der unverdaulichen Nahrungsreste. Die Defäkation ist der letzte Teil der Verdauung.
Stuhlkontinenz: Fähigkeit, den Darminhalt willentlich zurückzuhalten und zu entleeren. Zum Darminhalt gehören: Stuhl, Flüssigkeit und Darmgase.

Voraussetzungen für die Defäkation und Stuhlkontinenz:

- intakte *neuronale Reizweiterleitung*
- angemessene **Darmperistaltik**
- vorhandenes *Reservoir* für den Stuhl im Rektum
- intakte muskuläre Strukturen wie Bauchpresse und Schließmuskel

Durch eine **Dehnung** im **Rektum** wird über das Defäkationszentrum im Rückenmark **Stuhldrang** an das Gehirn gesendet.
Im Defäkationszentrum werden entweder hemmende *Impulse* zum Herauszögern des Drangs abgesendet. Oder es werden Entleerungsimpulse abgesendet.
Der **Sympathikus** unterdrückt die Aktivität des Magen-Darm-Trakts. Der *Parasympathikus* verstärkt die Aktivität des Magen-Darm-Trakts.
Der Stuhl wird im Darm weiterbefördert durch wellenförmig fortschreitendes Zusammenziehen der Darmwand. Der Stuhl wird ausgeschieden durch willkürliche Anspannung und Entspannung des **Beckenbodensphinkters**.

2 Beobachtung des Patienten bei der Ausscheidung

Die **Beobachtung** des Patienten ist eine **wichtige Aufgabe** der Pflegefachpersonen.
Sie ist eine **Überwachungsmaßnahme**.
Durch genaues Beobachten gewinnt man Informationen über den Patienten.
Diese Informationen braucht man, um Entscheidungen für die Behandlung des Patienten zu treffen.

2.1 Wer braucht eine genaue Beobachtung?

Pflegefachpersonen führen eine **genaue Beobachtung der Ausscheidung** durch bei:

- der Aufnahme von Patienten
- Patienten mit Erkrankungen der Ausscheidungsorgane
- Patienten mit neurologischen Erkrankungen
- dialysepflichtigen Patienten
- frisch operierten Patienten
- bewusstlosen Patienten
- bewusstseinseingeschränkten Patienten
- Neugeborenen
- Frühgeborenen
- Patienten mit Verdauungsproblemen
- Patienten mit Diabetes mellitus oder mit anderen Erkrankungen des Stoffwechsels
- Patienten mit Übergewicht oder Untergewicht
- schwer kranken Patienten
- Patienten von Intensivstation

- Patienten mit Unterstützungssystemen zur Ausscheidung, wie zum Beispiel Stoma oder Katheter
- Patienten mit Nahrungsmittelunverträglichkeiten
- demenziell erkrankten Patienten

2.2 Was beobachten Pflegefachpersonen?

Die genaue Beobachtung der Ausscheidung beginnt bei der **Anamnese**.
Pflegefachpersonen beobachten Urin und Stuhlgang.

Begriffserklärung

Anamnese: Das Befragen der Vorgeschichte des Patienten. Die Anamnese enthält Krankheiten, familiäre Faktoren und soziale Faktoren.

Beobachtung des Urins

Die Beobachtung des Urins liefert Pflegefachpersonen viele wichtige Informationen über verschiedene Funktionen des Körpers.
Durch die Beobachtung des Urins lassen sich Funktionsstörungen der Niere und der ableitenden Harnwege feststellen.
Die Beobachtung des Urins lässt auch Rückschlüsse ziehen auf:
Stoffwechselerkrankungen wie zum Beispiel Diabetes mellitus oder Infektionen.
Somit stellt die Beobachtung der Urinausscheidung ein **wichtiges Beobachtungsmerkmal** dar.

Beobachtungskriterien

Als **Beobachtungskriterien** bei der Urinausscheidung gelten:

- Miktion: Schmerzen, Veränderungen
- Miktionshäufigkeit
- Urinmenge
- Urinfarbe
- Urintransparenz: Wie klar ist der Urin?
- Geruch

- pH-Wert
- Keime
- spezifisches Gewicht

Die **Urinqualität** beschreibt: Farbe und Geruch, pH-Wert, spezifisches Gewicht und Keimbesiedlung.

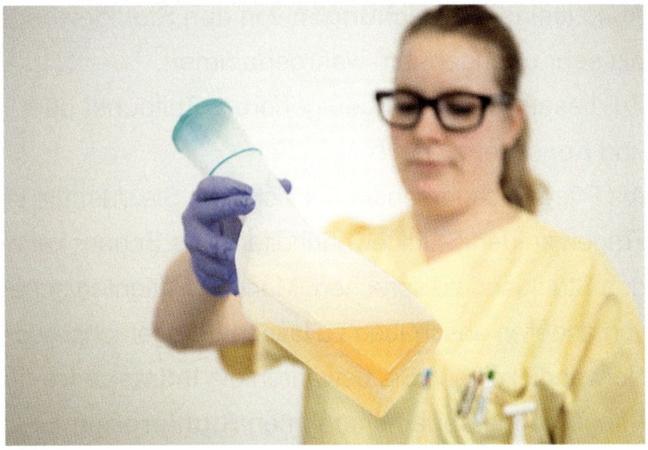

Abb. 2.1 Die Beobachtung der Farbe des Urins gehört zur Beurteilung der Urinqualität. [K115]

Beobachtung des Stuhlgangs

Die Beobachtung des Stuhlgangs liefert Pflegefachpersonen viele wichtige Informationen über verschiedene Funktionen des Körpers.
Durch die Beobachtung des Stuhlgangs lassen sich Funktionsstörungen anderer Organe und Stoffwechselerkrankungen feststellen. Dann kann eine angemessene Behandlung eingeleitet werden.

Beobachtungskriterien

Als Beobachtungskriterien bei der Stuhlausscheidung gelten:

- Defäkation: Schmerzen, Veränderungen
- Menge
- Häufigkeit (**Defäkationsfrequenz**)
- Zeitpunkt
- Konsistenz
- Farbe
- Geruch

- Beimengungen
- Blähungen

Datenerhebung

Die Datenerhebung orientiert sich an: individuellen Ernährungsgewohnheiten, Stuhlgewohnheiten und den altersentsprechenden Normwerten.
Zur speziellen Datenerhebung dienen die oben aufgeführten Beobachtungskriterien. Auch kleine **Abweichungen** von den Stuhlgewohnheiten werden von Patienten oft als sehr unangenehm wahrgenommen.
Zu diesen Abweichungen gehören: Zeitpunkt oder Häufigkeit der Defäkation, Menge und Konsistenz.
Als Pflegefachperson berücksichtigen Sie das. Sie stellen bei der Anamnese gezielt Fragen zu den Stuhlgewohnheiten. Aus Scham kann es Patienten schwerfallen, über den Stuhlgang zu sprechen. Manche Patienten schämen sich auch, ihren Stuhlgang von anderen anschauen zu lassen. Pflegefachpersonen klären über die fachliche Notwendigkeit auf. Sie bewahren die **Intimsphäre** und respektieren das **Schamgefühl**.
Pflegefachpersonen entnehmen **Stuhlproben** für Untersuchungen im Labor.

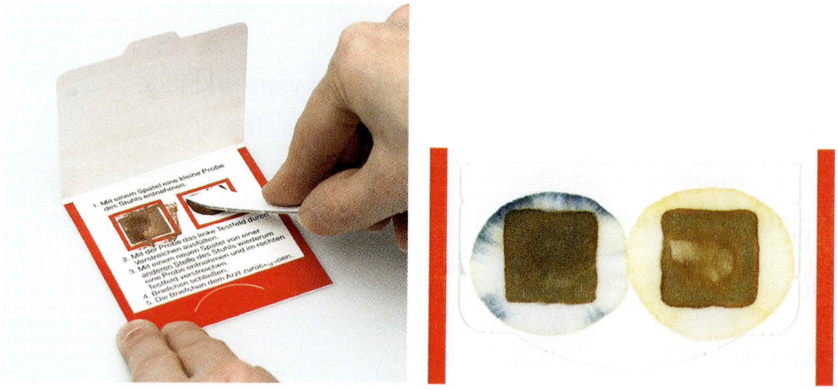

Abb. 2.2 Pflegefachpersonen entnehmen Stuhlproben. [V350]

2.3 Wie beobachten Pflegefachpersonen?

Methoden zur Uringewinnung

Zur Uringewinnung werden ausschließlich **saubere Behälter** verwendet. Für bakteriologische Untersuchungen müssen **sterile Gefäße** verwendet werden. Somit wird ein keimfreier Transport ins Labor gesichert.

Arten der Uringewinnung

Arten der **Uringewinnung** sind:

- Spontanurin
- Sammelurin
- Katheterurin
- Blasenpunktion
- Urinbeutel bei Säuglingen und gewickelten Kleinkindern
- Urin aus dem Steckbecken oder der Urinflasche

Die Arten der Uringewinnung sind abhängig von: Alter, Geschlecht und Bereitschaft des Patienten.
Wenn die ärztliche Anordnung keine anderen Angaben enthält, dann gelten folgende Angaben für eine verlässliche mikrobiologische Untersuchung:

- Männer: Mittelstrahlurin
- Frauen: Mittelstrahlurin oder Einmalkatheterismus
- Kinder: Mittelstrahlurin, bei Mädchen eventuell Katheterismus
- Säuglinge und Kleinkinder: steriler Klebebeutel, Clean-Catch Urin, Katheterurin, Blasenpunktion

Pflegefachpersonen klären den Patienten über die Notwendigkeit der Uringewinnung auf. Bei Kindern beziehen Pflegefachpersonen die Eltern mit ein.

Spontanurin

Spontanurin wird nach sorgfältiger Reinigung des äußeren Genitals **spontan** in ein sauberes oder steriles Gefäß gelassen. Wichtig ist vor allem die Reinigung der Harnröhrenmündung.
Bei Männern wird die Vorhaut zurückgestreift, um eine Verunreinigung zu vermeiden.
Spontanurin reicht für die meisten Untersuchungen aus.
Die Gewinnung des Spontanurins kann erfolgen als: Mittelstrahlurin oder konzentrierter Morgenurin.

Mittelstrahlurin

Bei der Gewinnung von **Mittelstrahlurin** wird nur die mittlere Harnportion aufgefangen. Dadurch wird eine Verunreinigung der Probe verhindert. Das Fachwort für Verunreinigung heißt: *Kontamination*.

Die *Kontamination* kann durch Keime der Harnröhre und der äußeren Geschlechtsorgane entstehen.

Das Ergebnis der Untersuchung ist genauer und aussagekräftiger.

Der Patient lässt etwas Urin in die Toilette ab und stoppt dann seinen Harnstrahl. Die nächsten 20–40 ml werden in dem Sammelgefäß aufgefangen. Der restliche Harn wird in die Toilette entleert.

Harnröhrenöffnung, Vaginalöffnung und Schamlippen liegen sehr dicht zusammen. Zur Sammlung des Mittelstrahlurins werden die Schamlippen und die Harnröhrenöffnung desinfiziert.

Die Gewinnung der mittleren Harnportion erfolgt unter Spreizung der Schamlippen.

Konzentrierter Morgenurin

Als **Morgenurin** wird der erste Urin nach dem Aufstehen bezeichnet.

Beim konzentrierten Morgenurin darf der Patient zuvor 12 Stunden lang nichts getrunken haben. Diese Urinuntersuchung wird durchgeführt zum Nachweis einer Schwangerschaft oder bei der Tuberkulosediagnostik.

Beutelurin

Der **Urinbeutel** bietet sich vor allem bei Säuglingen und gewickelten Kleinkindern an. Pflegefachpersonen kleben dazu den Urinbeutel sorgfältig um den Penis oder um den Bereich der Vagina auf.

Pflegefachpersonen achten auf das umgebende Hautareal und sorgen für einen korrekten Sitz des Beutels. Damit werden Hautprobleme verhindert.

Praxistipp

Beutelurin liefert häufiger falsche Ergebnisse.

Grund dafür ist eine größere Gefahr der Kontamination als bei Katheterurin oder Urin, der durch Blasenpunktion gewonnen wurde.

Pflegefachpersonen achten deshalb auf keimarmes Arbeiten. Dadurch wird Folgendes vermieden: Verfälschungen des Ergebnisses und eine Harnwegsinfektion.

Für eine Urinkultur eignet sich der Beutelurin aufgrund der häufig falschen Ergebnisse nicht.

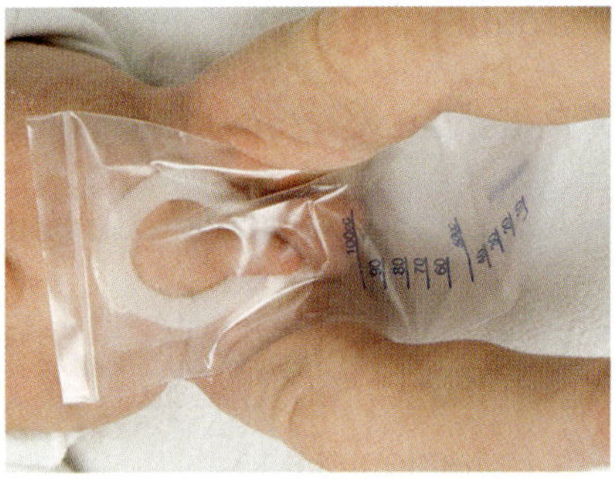

Abb. 2.3 Beutelurin bei einem Säugling [K115]

Sammelurin

Durch **Sammelurin** kann die genaue Menge von Stoffen im Urin festgestellt werden. Dazu wird der Urin über 24 Stunden gesammelt. Am besten beginnt man morgens. Dann kann der Urin am nächsten Tag während der Laborroutine untersucht werden. Pflegefachpersonen informieren den Patienten

- über Ablauf, Zweck und Dauer der Maßnahme.
- zu speziellen diätetischen Vorschriften. Um ein falsches Ergebnis zu vermeiden, sollen Patienten einen Tag vor und während der Urinsammlung auf Folgendes verzichten: Gurken, Rhabarber, Spargel, Spinat, Tomate und Ascorbinsäure (Vitamin C).

Pflegefachpersonen stellen ein großes Sammelgefäß von mindestens 2 Litern bereit. Sie platzieren es lichtgeschützt. Das Sammelgefäß wird beschriftet mit:

- Name des Patienten
- Datum
- Uhrzeit des Sammelbeginns

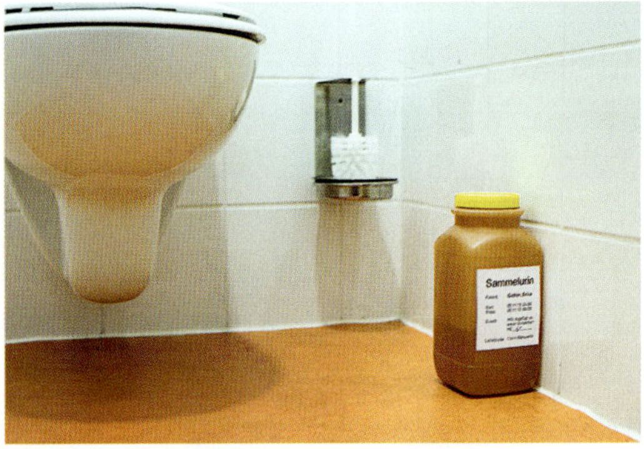

Abb. 2.4 Behälter für Sammelurin [K115]

Manchmal werden dem Sammelurin **Zusätze** hinzugefügt. Zum Beispiel bei Tumorverdacht. Ein solcher Zusatz ist: Salzsäure zur Bestimmung von Dopamin oder Katecholaminen.

Aufgaben der Pflegefachpersonen beim Umgang mit Sammelurin:

- Patienten vor Sammelbeginn die Blase entleeren lassen. Diesen Urin verwerfen.
- Alle Urinportionen werden in das Sammelgefäß gesammelt:
  - Bei mobilen Patienten das Gefäß kühl, lichtgeschützt und abgedeckt aufbewahren. Und zwar an einem gut einsehbaren Ort. Zum Beispiel in der Patiententoilette.
  - Bei immobilen Patienten entleeren Sie den gesammelten Urin aus dem Katheterbeutel oder dem Steckbecken in das Sammelgefäß.
- Nach 24 Stunden letzten Urin in das Gefäß entleeren.
- Der 24-Stunden-Sammelurin ist beendet.
- Vor der Probenentnahme den Sammelurin gut durchrühren, um eine gleichmäßige Verteilung der Bestandteile zu erreichen. Für die Laborprobe reichen 10–50 ml. Auf dem Laborbegleitschein geben Sie die gesamte Urinmenge an, die über 24 Stunden gesammelt wurde.

Katheterurin

Der Katheterurin wird bei liegendem Dauerkatheter aus der Silikonmembran des Katheters entnommen. Dazu wird eine Spritze und eine Kanüle verwendet. Der Katheter kann etwa 10 Minuten vor der Entnahme abgeklemmt werden, sodass sich der Urin staut.
Die Kathetermembran wird vor der Entnahme desinfiziert.
Pflegefachpersonen lösen die Klemme sofort, nachdem sie die Probe entnommen haben.

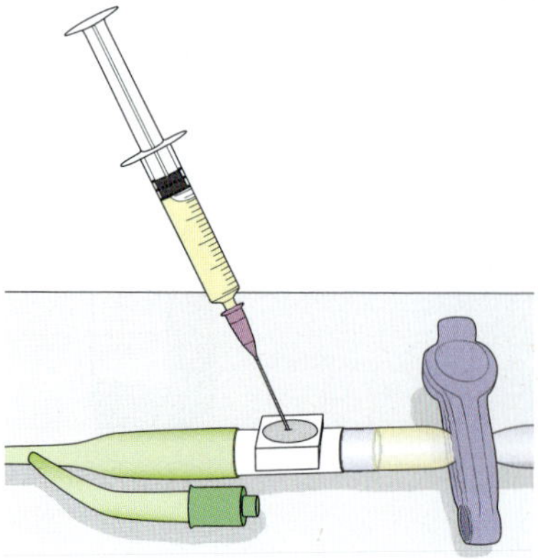

Abb. 2.5 Urinentnahme am Dauerkatheter: Klemme am Urinauffangsystem schließen, um den Urin zu stauen. Urin mit einer Spritze und Kanüle über die desinfizierte Membran aus dem Katheter entnehmen. Nach der Entnahme die Klemme sofort öffnen, damit es nicht zu einem Harnstau kommt. [L264]

Praxistipp

Gefahr von Harnstau

Wenn die Klemme am Katheter nicht geöffnet wird, dann kommt es zum Harnstau.

Damit Sie das Öffnen der Klemme nicht vergessen: Informieren Sie die Kollegen, dass Sie die Klemme des Katheters geschlossen haben.

So können alle mitkontrollieren, ob die Klemme wieder geöffnet wurde.

Wenn die Entnahme eines Mittelstrahlurins nicht möglich ist, dann kann die Entnahme einer Urinprobe auch durch *Einmalkatheterisierung* oder *Blasenpunktion* erfolgen. Die Entnahme eines Mittelstrahlurins ist manchmal aufgrund anatomischer Gegebenheiten bei Frauen erschwert.

Methoden zur Urinuntersuchung

Pflegefachpersonen

- unterstützen bei der diagnostischen Urinuntersuchung.
- bereiten die Proben für die Laboruntersuchung fachgerecht vor.
- führen selbstständig Urinuntersuchungen durch.

Streifen-Schnelltest

Streifen-Schnelltests für Urin werden in der Praxis **Urin-Stix** genannt.
Urin-Stix:

- bieten ein schnelles Ergebnis
- sind einfach in der Handhabung
- werden im stationären und im ambulanten Bereich angewandt
- geben Hinweise für weitere Urinuntersuchungen
- geben Informationen zu Urinbeimengungen wie
  - Leukozyten (weiße Blutkörperchen)
  - Blut
  - pH-Wert
  - *spezifischem Gewicht*

Achtung: Beachten Sie vor dem Gebrauch des Schnelltests immer die Packungsbeilage und die Herstellerangaben.

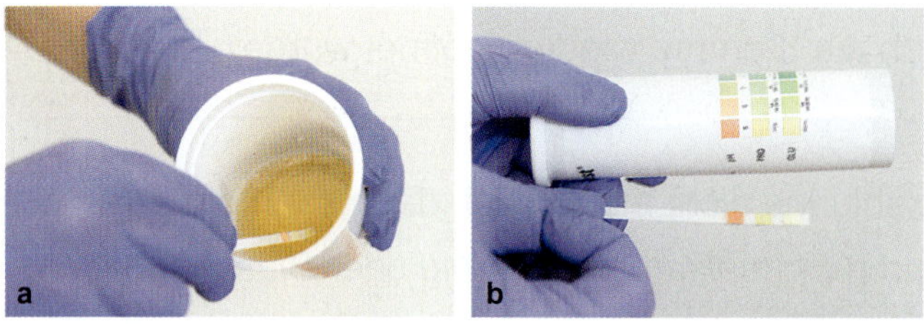

Abb. 2.6 a) Beim Streifen-Schnelltest wird ein Teststreifen in den Urin getaucht. b) Das Ergebnis wird nach der vorgegebenen Zeit mit den Farbfeldern auf der Verpackung verglichen. Die abgelesenen Werte werden sofort dokumentiert. [K115]

Urinkultur

Eine **Urinkultur** dient dem Nachweis von Krankheitserregern im Urin. Zum Anlegen einer Urinkultur werden fertig vorbereitete Eintauchnährböden verwendet. Zum Beispiel Uricult®.
Pflegefachpersonen tauchen das Plättchen mit den Nährböden in eine sterile Urinprobe.
Es können Krankheitserreger im Urin gewonnen werden. Außerdem kann eine Resistenztestung auf Antibiotika durchgeführt werden.

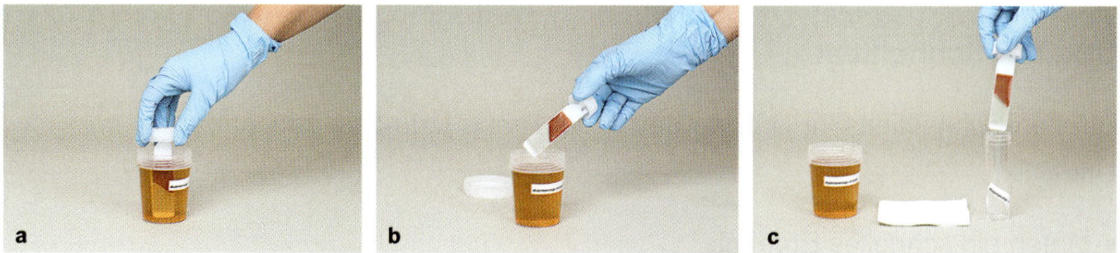

Abb. 2.7 a) Der mit dem Deckel verbundene Eintauchnährboden für die Urinkultur wird in die Urinprobe getaucht. b) Der Eintauchnährboden wird wieder entnommen. c) Er wird in den zugehörigen Probenbehälter gesteckt. Anschließend wird er im Labor untersucht. [K115]

Vor Probenentnahme wird das Genital des Patienten gereinigt, damit die Testergebnisse nicht verfälscht werden. Nicht bei Punktion oder Katheterurin. Nach der Entnahme wird die Probe schnell ins Labor geschickt.

Messung des spezifischen Gewichts

Das **spezifische Gewicht** gibt Aufschluss über die im Urin gelöste Menge an Ausscheidungsprodukten.

Das spezifische Gewicht des Urins kann im Labor oder im stationären Bereich durch einen Streifenschnelltest bestimmt werden.

Flüssigkeitsbilanzierung

Begriffserklärung

Flüssigkeitsbilanzierung: Vergleich der ausgeschiedenen Menge (Ausfuhr) im Verhältnis zur zugeführten Menge (Einfuhr) über einen gewissen Zeitraum.
In der Regel über 24 Stunden (Tagesbilanz). Auf Wachstationen und Intensivstationen auch alle 12 Stunden.
Einfuhr: Dem Körper zugeführte Flüssigkeiten. Die Flüssigkeiten können oral, parenteral oder durch enterale Sonden zugeführt sein: Getränke, Infusionen, Flüssigkeiten in festen Speisen. Flüssigkeit in Obst, Joghurt und Gemüse entspricht etwa 80 Prozent des Eigengewichts. Suppen werden zu 100 Prozent als Flüssigkeit gewertet.
Ausfuhr: Vom Körper ausgeschiedene Flüssigkeiten: Urin, Stuhl, Schweiß, Erbrochenes, Blut, Wundsekret, Punktat, Abfluss über Sonden.

Eine **Flüssigkeitsbilanzierung** wird in folgenden Fällen gemacht:

- bei parenteraler Ernährung
- bei Ernährung durch eine gastroenterale Sonde oder enterale Sonde
- bei Patienten mit Herzerkrankungen
- bei Patienten mit Nierenerkrankungen
- bei Patienten mit Ödemen
- postoperativ, bei Patienten nach größeren Operationen
- bei bestehendem Selbstversorgungsdefizit, zum Beispiel bei einer demenziellen Erkrankung

Die Durchführung der Flüssigkeitsbilanzierung erfordert die Zusammenarbeit des gesamten Teams.
Meist wird eine Pflegefachperson für die **Flüssigkeitsbilanzierung** bestimmt. Diese Person ist dann für den korrekten Ablauf verantwortlich. Sie behält die Übersicht.
Die Patienten werden zur selbstständigen Führung des Bilanzierungsbogens motiviert und angeleitet.

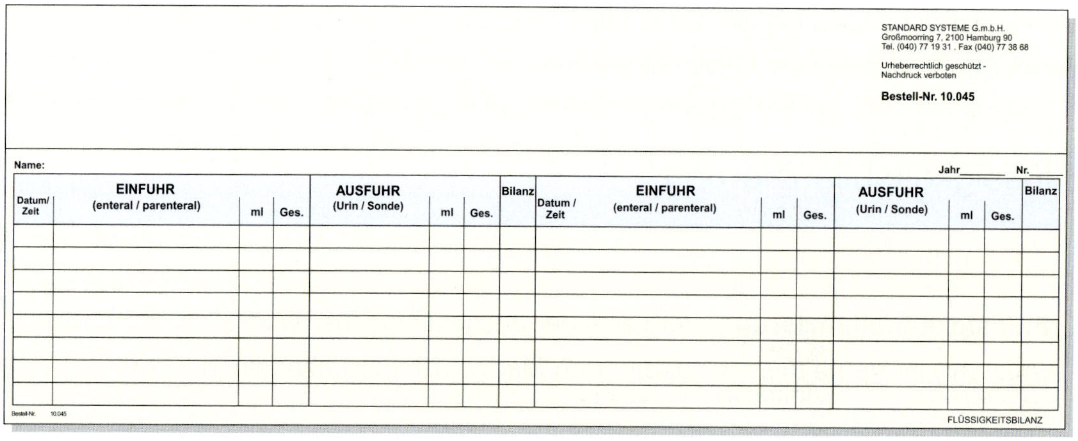

STANDARD SYSTEME G.m.b.H.
Großmoorring 7, 2100 Hamburg 90
Tel. (040) 77 19 31 . Fax (040) 77 38 68

Urheberrechtlich geschützt -
Nachdruck verboten

Bestell-Nr. 10.045

Name: Jahr______ Nr.______

Datum/ Zeit	EINFUHR (enteral / parenteral)	ml	Ges.	AUSFUHR (Urin / Sonde)	ml	Ges.	Bilanz	Datum / Zeit	EINFUHR (enteral / parenteral)	ml	Ges.	AUSFUHR (Urin / Sonde)	ml	Ges.	Bilanz

Bestell-Nr. 10.045 FLÜSSIGKEITSBILANZ

Abb. 2.8 Beispiel für ein Formular zur Flüssigkeitsbilanzierung [V166]

Vorbereitung der Flüssigkeitsbilanzierung

- Informieren Sie Patienten, Angehörige und Mitarbeiter über die Bilanzierung.
- Beschriften Sie die Messgefäße mit dem Namen des Patienten und „Bilanz".
- Bilanzbogen mit Daten des Patienten und Datum vorbereiten.
- Verwendete Messgefäße mit Füllmenge darauf notieren.

Durchführung der Flüssigkeitsbilanzierung

- Der Patient entleert zu Beginn die Blase.
- Dieser Urin wird verworfen.
- Beginn der Flüssigkeitsbilanzierung. Die exakte Uhrzeit wird auf dem Bogen notiert.
- Sorgfältig Einfuhrmengen und Ausfuhrmengen in Millilitern auf dem Bilanzbogen dokumentieren.
- Flüssigkeiten exakt ausmessen.
- Trinkgefäße bis zur Markierung füllen.
- Die Flüssigkeitsmengen von Flaschen und Teekannen übertragen, nachdem sie ausgetrunken wurden.
- Bei Schichtende die getrunkenen Teilmengen übertragen.
- Die Flüssigkeitsbilanzierung endet mit dem Ende des Bilanzzeitraums.

- Der Patient entleert nochmals die Blase.
- Die Urinmenge auf dem Bilanzierungsbogen notieren.
- Einfuhrmengen, Ausfuhrmenge und Bilanzergebnis in das Dokumentationssystem übertragen. Infusionslösungen mit einrechnen.

Merkhilfe

Fehlerquellen bei der Bilanzierung
Die korrekte Flüssigkeitsbilanzierung setzt eine genaue Dokumentation der Flüssigkeitsmengen voraus.

Häufige Fehlerquellen bei der Bilanzierung sind:

- angebotene oder getrunkene Getränke werden nicht notiert
- unklare Verantwortungsverteilung
- unterschiedliche Vorgehensweisen von Mitarbeitern
- erschwerte Einschätzung der Ausfuhr bei inkontinenten oder stark schwitzenden Patienten
- fehlende Einschätzung der Ausfuhr bei Fieber, Sonden oder Drainagen
- fehlende Kenntnisse über das Volumen bei bestimmten Messgefäßen

Methoden zur Stuhlgewinnung, Stuhldiagnostik

Bei den Methoden zur Stuhldiagnostik gibt es verschiedene Möglichkeiten:

- Stuhlprobe zur Laboruntersuchung
- immunologischer Stuhlbluttest

Entnahme von Stuhlproben

Stuhlproben werden abgenommen, wenn

- festgestellt werden soll, inwieweit die Nahrung vom Körper verwertet wurde.
- ein mikrobiologischer Befund einschließlich Parasiten vermutet wird.

Die Probeentnahme geschieht mit einem speziellen Löffel. Der Löffel befindet sich im Probebehälter.

Der Stuhlgang wird folgendermaßen gesammelt: mit einem Stuhlprobenfänger, in einem Steckbecken oder einem ähnlichen Auffangbehältnis.
Der Stuhlgang darf nicht mit Wasser in Verbindung kommen. So wie es in der Toilette der Fall wäre. Die Untersuchung wird im Labor vorgenommen.

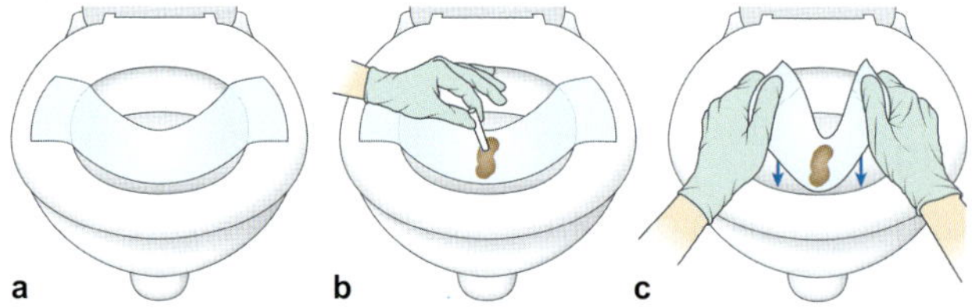

Abb. 2.9 Stuhlprobe gewinnen:
a) Stuhlprobenfänger an der Toilettenbrille befestigen.
b) Nach der Defäkation Stuhlprobe entnehmen.
c) Dann Stuhlprobenfänger mit dem Stuhl in der Toilette entsorgen.
[L234]

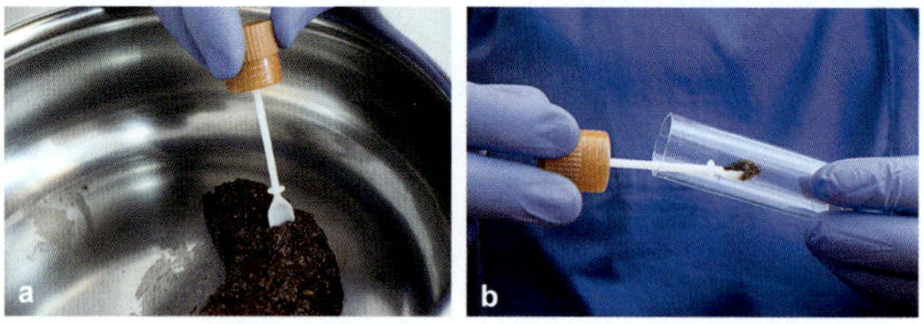

Abb. 2.10 a) Für eine Stuhlprobe wird eine bohnengroße Stuhlmenge aus den tiefer liegenden Schichten des Stuhls entnommen. Die Probe nicht von der Oberfläche entnehmen.
b) Die Stuhlprobe wird ins Probenröhrchen gegeben. Das Röhrchen wird anschließend verschraubt.
[K115]

Immunologischer Stuhlbluttest

Der immunologische Stuhlbluttest weist menschliches Blut im Stuhl nach, das nicht sichtbar ist. Dies geschieht durch spezifische Antikörper.
Das Fachwort für nicht sichtbares Blut heißt: *okkult*.
Zur Durchführung wird eine Stuhlprobe in ein Röhrchen mit einer Pufferlösung gegeben.
Die Stuhlprobe wird labordiagnostisch ausgewertet.
Bei der Anwendung muss nicht auf Ernährungsgewohnheiten oder Medikamenteneinnahme geachtet werden.
Pflegefachpersonen beraten die Patienten. Sie leiten die Patienten zur korrekten Durchführung der Stuhlprobe an.
Pflegefachpersonen nehmen wahr, wenn Patienten Angst vor dem Ergebnis haben.

Der Test weist auf okkultes Blut im Stuhl hin. Allerdings ist nur in 10 Prozent der Fälle ein Karzinom vorhanden. Bei einem positiven Testergebnis sind daher weitere Untersuchungen notwendig. Zum Beispiel eine **Koloskopie**.

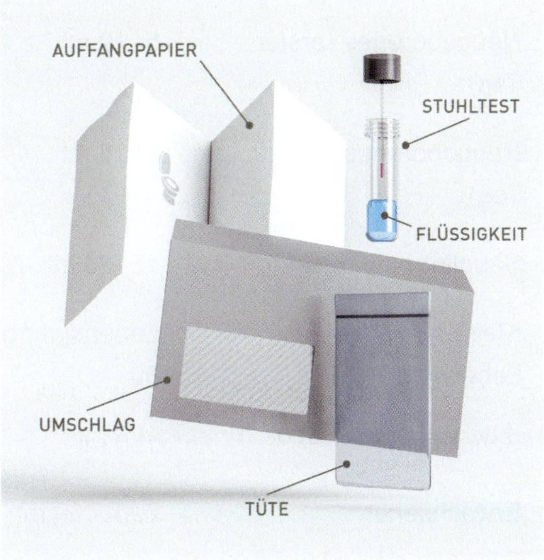

Abb. 2.11 iFOBT-Test. Der Test besteht aus: Stuhlprobenfänger, Röhrchen mit Entnahmebürstchen und Pufferlösung, Tüte zum Auslaufschutz und Umschlag zum Verschicken der Stuhlprobe. [W335]

2.4 Die gesunde Ausscheidung

Das Fachwort für die natürliche oder gesunde Ausscheidung heißt: *Physiologische Ausscheidung.*

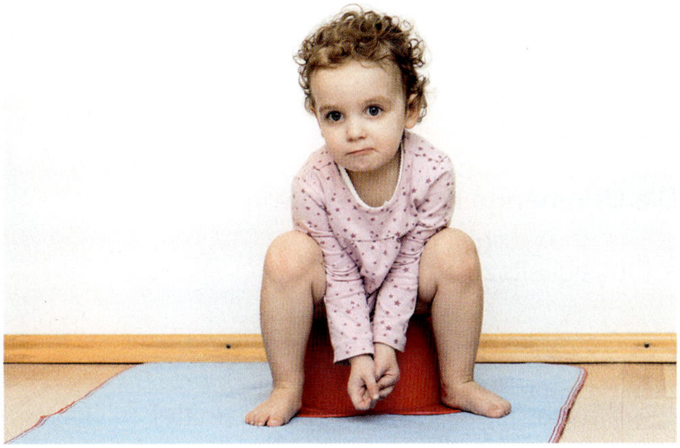

Abb. 2.12 Die physiologische Ausscheidung wird bereits im Kindesalter erlernt. [K115]

Physiologische Urinausscheidung

Die physiologische Urinproduktion, Urinausscheidung und Urinbeschaffenheit sind vom Lebensalter abhängig.

2

Tab. 2.1 Physiologische Urinausscheidung nach Lebensalter

Lebensalter	Urinmenge pro Entleerung	Mitkionshäufigkeit am Tag	Urinmenge in Milliliter am Tag
Neugeborenes (erster Tag)	5–10 ml	1–2 mal	15 ml
Neugeborenes (bis 10. Tag)	5–15 ml	6–8 mal	100–300 ml
Säugling	15–30 ml	12–18 mal	bis 500 ml
Kleinkind (2. bis 6. Lebensjahr)	Lebensjahr mal 30	8–10 mal	bis 1.000 ml
Schulkind	150 ml	6–8 mal	900–1.200 ml
Erwachsener	200–400 ml	4–6 mal	1.500–2.000 ml

Miktion, Urinmenge, Miktionshäufigkeit

Die **Miktion** erfolgt beim gesunden Menschen bewusst, schmerzlos und im Strahl. Bei der Miktion muss immer die ausgeschiedene Urinmenge und die Häufigkeit betrachtet werden.
Miktion, Urinmenge und Miktionshäufigkeit sind abhängig von:

- Blasenkapazität
- Entwicklungsstand
- Lebensalter

Die **Urinmenge** ist abhängig von:

- Flüssigkeits**zufuhr**
  - Getränke, Infusionen
  - Wassergehalt fester Nahrungsmittel
- Flüssigkeits**ausfuhr**
  - unmerklicher Flüssigkeitsverlust (*Perspiratio insensibilis*) über Haut und Atmung
  - merklicher Flüssigkeitsverlust (*Perspiratio sensibilis*) durch Schwitzen
- Funktionsfähigkeit der Niere. Diese ist abhängig von Blutdruck und Hormonen. Zum Beispiel: Adiuretin, Aldosteron.

Urinfarbe und Urintransparenz

Die **Urinfarbe** beim gesunden Menschen ist hellgelb bis dunkelgelb.
Die Farbe ist abhängig von der Flüssigkeitszufuhr.
Je mehr Flüssigkeit zugeführt wird, desto heller und klarer ist der Urin.
Aufgrund der Ernährung kann es zu physiologischen Veränderungen der Farbe kommen.
Urintransparenz bezeichnet die Durchsichtigkeit des Urins. Frisch gelassener Urin ist normalerweise klar und durchsichtig.

Uringeruch

Der **Uringeruch** gesunder Menschen riecht nicht streng oder übel. Der physiologische Uringeruch kommt von der gelösten Harnsäure und den Spuren von Ammoniak.
Der Uringeruch ist unauffällig.

pH-Wert

Der **pH-Wert** des Urins gibt Aufschluss über die im Urin gelöste Menge an Säuren. Der physiologische pH-Wert liegt zwischen 5 und 6. Also ist der pH-Wert schwach sauer. Säurekonzentration und pH-Schwankungen können durch die Ernährung physiologisch verändert werden.

Tab. 2.2 Physiologische Abweichungen bei der Urinausscheidung

Beobachtungsschwerpunkt	Physiologische Abweichung	Ursache
Miktion und Urinmenge	weniger als 200–400 ml	verspäteter Toilettengang oder keine Gelegenheit zum Urinieren
Miktionshäufigkeit	mehr als 4–6 mal pro Tag	• erhöhte Flüssigkeitszufuhr • Verzehr harntreibender Lebensmittel wie Spargel oder Brennnesseltee
Urinfarbe	zitronengelb	• Verabreichung von Senna oder sennahaltigen Medikamenten, also pflanzlichen Abführmitteln • Verzehr von Rhabarber
	orangegelb	Verzehr von Vitamintabletten

Tab. 2.2 Physiologische Abweichungen bei der Urinausscheidung (Fortsetzung)

Beobachtungsschwerpunkt	Physiologische Abweichung	Ursache
Urinfarbe	orange	„Ziegelmehlsediment" bei Neugeborenen durch den Zerfall von Harnsäure. Diese Abweichung ist harmlos.
	rotbraun, braungrün bis schwarz	• Verzehr von Betanin durch rote Bete • übermäßiger Verzehr von Carotin durch Karotten • Verabreichung von Bärentraubenblättertee bei Behandlung von Harnwegsinfekt • medikamentöse Therapie mit Sulfonamiden bei Antibiotikatherapie
Urintransparenz	durchsichtig, klar	Frisch gelassener Urin ist durchsichtig und klar. Mit steigender Flüssigkeitszufuhr wird Urin zunehmend durchsichtiger.
	dunkel, getrübt	Nach längerem Stehen wird der Urin trüber und dunkler. Mit sinkender Flüssigkeitszufuhr wird der Urin dunkler.
Uringeruch	scharfer Geruch	Nach längerem Stehen bildet sich mehr Ammoniak. Dadurch riecht Urin schärfer.
	schwefelartiger Geruch	Verzehr von Spargel
pH-Wert	Urin zunehmend alkalisch bis pH 7,2	Kohlenhydratreiche und pflanzliche Ernährung. Aufgrund des alkalischen Milieus besteht ein geringeres Risiko für die Bildung eines Harnsäuresteins.
	Urin zunehmend sauer bis pH 4,8	Eiweißreiche Ernährung. Aufgrund des sauren Milieus vermehren sich Krankheitserreger in den ableitenden Harnwegen weniger. Dadurch sinkt das Risiko einer Harnwegsinfektion.

Spezifisches Gewicht

Das spezifische Gewicht des Urins gibt Informationen über:

- die Konzentrationsfähigkeit der Nieren
- den Flüssigkeitshaushalt im Körper

Das normale spezifische Gewicht schwankt zwischen 1.010 g und 1.025 g/ml.

Physiologische Stuhlausscheidung

Stuhlausscheidung und Stuhl hängen ab von:

- Ernährung
- Alter
- persönlichen Gewohnheiten

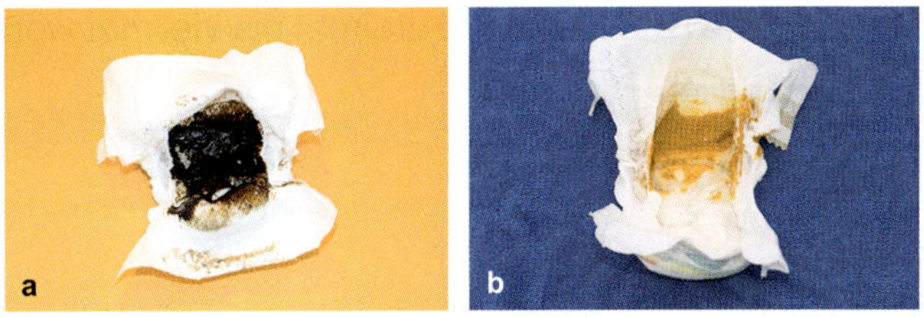

Abb. 2.13 Stuhl eines Neugeborenen:
a) Mekonium (1. Stuhlgang beim Kind).
b) Stuhl eines gestillten Säuglings.
[K115]

Defäkation

Die normale **Defäkation**

- ist schmerzlos.
- kann ohne Anstrengung getätigt werden.
- geschieht willentlich zu einem bestimmten Zeitpunkt.
- kann unterdrückt werden.

Manche Kleinkinder können bereits ab dem 2. Lebensjahr die Defäkation kontrollieren.

Menge

Die Stuhlmenge ist vom Entwicklungsstand abhängig:

- Säuglinge: weniger als 20 g pro Tag
- Kleinkinder: 50–100 g pro Tag

2

- ältere Kinder: 100–300 g pro Tag

Die Stuhlmenge bei Jugendlichen und Erwachsenen ist von der Menge und der Art der Ernährung abhängig.

- Ballaststoffarme Ernährung oder während des Fastens: weniger als 100 g pro Tag.
- Ausgewogene Mischkost: 100–500 g pro Tag.
- Ballaststoffreiche Ernährung: weniger als 1.000 g pro Tag.

Häufigkeit, Zeitpunkte

Die Häufigkeit des Stuhlgangs ist stark von eigenen Gewohnheiten abhängig. Das Fachwort für die Häufigkeit des Stuhlgangs heißt: **Defäkationsfrequenz**.
Gewohnheiten sind zum Beispiel: Ernährung und die Vorliebe für einen festen Tageszeitpunkt.
Als normale Häufigkeit gilt: dreimal bis viermal wöchentlich bis zu zweimal bis dreimal täglich.

Konsistenz

Die Konsistenz (Festigkeit) des normalen Stuhls ist breiig bis fest. Eiweißreiche Ernährung macht den Stuhl fester. Kohlenhydratreiche Ernährung macht den Stuhl weicher. Auch eine hohe Flüssigkeitszufuhr lässt den Stuhl weicher werden. Eine geringe Flüssigkeitszufuhr verfestigt den Stuhlgang.

Farbe

Die normale Farbe des Stuhls ist hellbraun bis dunkelbraun. Für die typische Färbung verantwortlich sind: Nahrungsfarbstoffe und Sterkobilin, das aus dem Gallenfarbstoff Bilirubin gebildet wird.

Physiologische Farbabweichungen

Nahrungsmittel und Medikamente verändern die Stuhlfarbe.
Schwarzer Stuhl kann bei der Einnahme von Kohlepräparaten oder Eisenpräparaten auftreten. Weißer Stuhl kann nach Untersuchungen mit Röntgenkontrastmitteln auftreten.

Tab. 2.3 Physiologische Veränderungen der Stuhlfarbe

Farbe	Ursache
gelbbraun	Eier, stärkehaltige Kost, viele Milchprodukte
grünbraun	chlorophyllhaltige Kost wie grünes Gemüse, Salat, Spinat
rotbraun	Rote Bete
braunschwarz	Blaubeeren, viel Fleisch, Rotwein

Pflegefachpersonen kennen die Ursachen physiologischer Farbveränderungen. Pflegefachpersonen können bei regelmäßiger Beobachtung des Stuhlgangs die pathologischen Ursachen davon unterscheiden.

Geruch

Der normale Stuhlgeruch ist nicht sehr unangenehm.
Für den typischen Geruch verantwortlich ist Skatol. Skatol ist ein Abbauprodukt unverdaulicher Eiweiße und Aminosäuren. Deswegen können eiweißreiche Ernährung und blähende Nahrungsmittel diesen Geruch verstärken.

Beimengungen

Der normale Stuhl enthält keine Beimengungen oder Auflagerungen. Er ist eine gleichartige Masse.
Bei ballaststoffreicher Ernährung können einzelne unverdaute Körner zu sehen sein. Zum Beispiel Mais.

Blähungen

Begriffserklärung

Blähungen: Luftansammlung oder Gasansammlung im Magen-Darm-Trakt. Aufgeblähtes Gefühl und Abgang von Darmgasen.
Das Fachwort für Blähungen heißt: Meteorismus.
Flatulenz: rektale Gasfreisetzung, Entweichung von Winden.

Die bei Blähungen ausgestoßenen Gase bestehen aus:

- Stickstoff
- Wasserstoff

- Kohlendioxid
- Methan
- Spurengasen

Für den Geruch sind verantwortlich: Schwefelverbindungen, Indol und Skatol.
Ein täglicher Abgang von bis zu 20 Winden gilt als normal.

Beratung bei Blähungen

Pflegefachpersonen informieren Patienten mit Blähungen zu folgenden Maßnahmen:

- Überprüfung auf Lebensmittelunverträglichkeiten.
- Förderung der körperlichen Bewegung. Hierdurch werden Gasfluss und Gasfreisetzung erleichtert.
- Langsames Essen in stressfreier Umgebung, um die Menge an verschluckter Luft zu reduzieren.
- Vermeidung unregelmäßiger Mahlzeiten, um den Magen-Darm-Trakt nicht aus dem Rhythmus zu bringen.
- Vermeidung blähende Lebensmittel. Zum Beispiel: Erbsen, Bohnen, Linsen, Rosenkohl, Zwiebeln, Pflaumen, Aprikosen.
- Reduzieren von stark kohlenhydratreichen Getränken und Kaugummikauen.
- Trinken von Fenchel-Anis-Kümmel-Tee. Dieser Tee unterstützt die Gasfreisetzung. Er wirkt verdauungsfördernd und krampflösend.
- Einnahme von Pfefferminzöl. Pfefferminzöl wirkt krampflösend. Es wirkt übel riechenden Blähungen entgegen.
- Anwendungen von warmen Wickeln und kreisförmigen Bauchmassagen. Diese lindern Krämpfe.
- Einnahme entschäumender Medikamente wie Simeticon. Zum Beispiel Lefax®. Diese Medikamente verringern die Oberflächenspannung der Schaumbläschen im Speisebrei. So können darin eingeschlossene Gase leichter abgehen.

2.5 Veränderungen der Ausscheidung

Das Fachwort für krankhafte Veränderungen heißt: *pathologische Veränderungen.*

Pathologische Urinausscheidung

Verschiedene Ursachen führen zu **pathologischen Abweichungen** der Normwerte von:

- Urinproduktion
- Urinausscheidung
- Urinbeschaffenheit

Eine genaue **Dokumentation** der Veränderungen ist wichtig. Pflegefachpersonen können physiologische und pathologische Abweichungen unterscheiden. Pflegefachpersonen erkennen Veränderungen zeitnah, damit schnell eine Therapie eingeleitet werden kann.

Tab. 2.4 Pathologische Abweichungen der Miktion, Häufigkeit und Zeitpunkt

Pathologische Abweichung	Symptome	Ursachen
Harninkontinenz	unwillkürlicher Harnverlust bei Menschen nach dem 6. Lebensjahr	physische, psychische und soziale Ursache
Algurie	Schmerzen beim Wasserlassen	• Harnwegsinfektionen • **Pyelonephritis** (Nierenbeckenentzündung) • **Urethritis** (Harnröhrenentzündung) • **Prostatitis** (Entzündung der Prostata)
Dysurie	erschwertes oder gestörtes Wasserlassen, Missempfindungen und Schmerzen	• Blasenentleerungsstörungen • Harnwegsinfektionen
Pollakisurie	Häufig auftretender Harndrang bei nur kleiner Miktionsmenge (instabile Blase). Harndrang bei bereits geringer Blasenfüllung. Normale Tagesgesamtmenge.	• Blasenreizung oder Blasenentzündung • Blasensteine • Prostataerkrankungen

2

Tab. 2.4 Pathologische Abweichungen der Miktion, Häufigkeit und Zeitpunkt (Fortsetzung)

Pathologische Abweichung	Symptome	Ursachen
Nykturie	vermehrtes nächtliches Wasserlassen, verstärkte nächtliche Harnproduktion	• Herzinsuffizienz: Tagsüber ist die Niere durch körperliche Belastung geringer durchblutet. Dies reguliert sich nachts und äußert sich mit Harndrang. • Nierenerkrankungen: Fehlende Funktion der Niere, den Urin nachts zu konzentrieren. • Vermehrte Flüssigkeitsaufnahme vor dem Schlafengehen und Gewohnheitsbildung.
Polyurie	Erhöhung der täglichen Urinmenge auf mehr als 1.500 ml	• Von der Norm abweichende Trinkgewohnheiten. Zum Beispiel übermäßiger Konsum wohlschmeckender Getränke. • *Hyperglykämie* bei Diabetes mellitus. • Bestimmte Phasen des akuten und chronischen Nierenversagens. • *Diabetes insipidus* • *Hyperkalzämie* • Überdosierung von **Diuretika**.
Oligurie	Reduzierung der Urinmenge auf weniger als 200 ml. Leitsymptom beim akuten Nierenversagen.	**Dehydratation** • akutes Nierenversagen • chronische Niereninsuffizienz • Verlegung der Harnwege. Gegebenenfalls verstopfter Blasenkatheter.
Anurie	Reduzierung der Urinmenge auf weniger als 100 ml. Leitsymptom beim akuten Nierenversagen: urologischer Notfall!	Eine länger andauernde Anurie führt zu einer **Urämie** (Harnvergiftung). Unterschieden wird: • Echte Anurie: Nierenschädigung mit der Gefahr des akuten Nierenversagens. • Falsche Anurie: Harnsperre, zum Beispiel durch einen Harnröhrenverschluss.

Tab. 2.5 Pathologische Veränderungen der Transparenz

Pathologische Veränderung	Symptome	Ursachen
Makrohämaturie	Sichtbares Blut im Urin: rötlich bis fleischfarben trüb.	Vorkommen bei: • Entzündungen • Nierensteinen • Tumoren im Urogenitaltrakt
Mikrohämaturie	Sehr kleine nicht sichtbare Blutmenge. Blut kann nur im Labor nachgewiesen werden.	Vorkommen bei: • Entzündungen • Nierensteinen • Tumoren im Urogenitaltrakt
Hämoglobinurie	Ausscheidung von rotem Blutfarbstoff über die Niere: rötlich bis schwärzlich, ohne Trübung.	Vorkommen bei: • Transfusionszwischenfällen • **Hämolyse**
Bilirubinurie	Ausscheidung von Bilirubin über den Urin: bierbraun bis grünlich-schwarz mit gelbem Schüttelschaum.	Vorkommen bei: • Hepatitis • Leberzirrhose
Pyurie	Eiterharn: schlierig, flockige Trübung.	Beimengung von Granulozyten im Urin bei: • Harnwegsinfekten • Pyelonephritis (Nierenbeckenentzündung)

Tab. 2.6 Pathologische Veränderungen des Geruchs

Pathologische Abweichung	Symptom	Ursache
unangenehm übelriechend		bakterielle Entzündung der ableitenden Harnwege
Azetongeruch	säuerlich, nach Apfel riechend	*Azeton* (Ketonkörper) im Urin durch Entgleisung des Stoffwechsels: • Diabetes mellitus • **Nahrungskarenz** • lang andauerndes Erbrechen
faulig riechend		Zellverfall bei Tumorerkrankungen der ableitenden Harnwege

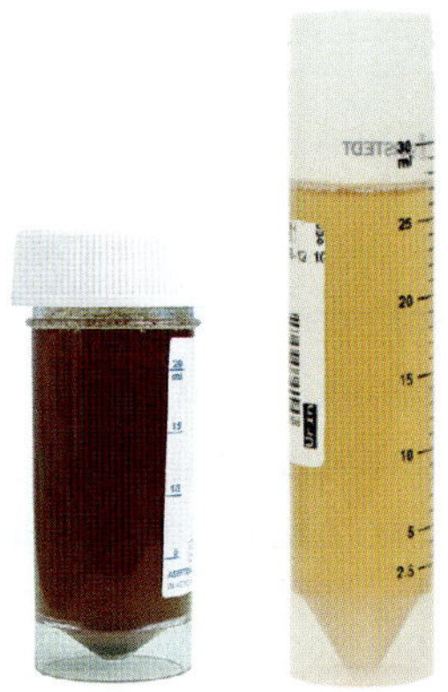

Abb. 2.14 Links: roter Urin bei Makrohämaturie (Blut im Urin). Rechts: trüber Urin bei erheblicher Leukozyturie (weiße Blutkörperchen im Urin). [F276-008, K115]

Dokumentation

Die Dokumentation der Urinbeobachtung erfolgt zeitnah im Dokumentationssystem.
Die Miktion wird mit einem Strich oder Kreuz im Verlaufsbogen eintragen.
Die Urinmenge wird bei Bedarf mit Zeitangabe im Verlaufsbogen eingetragen.
Physiologische und pathologische Veränderungen des Urins werden in fortlaufender Dokumentation eintragen.
Eine Flüssigkeitsbilanz wird auf dem Bilanzierungsbogen eintragen.

Pathologische Stuhlausscheidung

Pflegefachpersonen beobachten die individuellen Gewohnheiten bei der **Stuhlausscheidung** des Patienten.
Bereits sehr kleine Veränderungen können auf ein Krankheitsbild hinweisen.

Defäkation

Störungen der **Defäkation** treten bei vielen Krankheitsbildern auf.

Eine Defäkationsstörung liegt vor bei:

- Schmerzen
- verstärkter Anstrengung, übermäßigem Pressen
- unwillkürlichem Abgang zu einem nicht gewünschten Zeitpunkt
- Unfähigkeit, den Stuhlgang zu unterdrücken

Menge

Abweichungen von der Stuhlmenge zeigen sich durch:

- eine Vergrößerung der Menge
- eine Verkleinerung der Menge

Vergrößerung der Stuhlmenge: Wenn diese nicht auf die Ernährung zurückzuführen ist, dann ist sie ein Anzeichen für eine ungenügende Verwertung der Nahrungsbestandteile.
Zum Beispiel:

- **Maldigestion** (unzureichende Verdauung der Nahrung): bei chronischer Pankreatitis oder Laktoseintoleranz.
- **Malabsorbtion** (Aufnahmestörung der bereits gespaltenen Nahrungsbestandteile): bei chronisch-entzündlichen Erkrankungen des Darms oder Zustand nach Darmresektion.

Verkleinerung der Stuhlmenge: Zeichen für Hungerzustände (Hungerstuhl): schwarz-grünlicher Stuhl, der lediglich aus Schleim und Darmzellen besteht.
Ausbleiben des Stuhls: Obstipation oder Darmverschluss (**Ileus**).

Häufigkeit, Zeitpunkte

Bei **Verstopfung** erfolgt die Stuhlentleerung seltener als dreimal pro Woche. Das Fachwort für Verstopfung heißt: **Obstipation**.
Dabei ist der Stuhl meist fest und hart. Die Defäkation ist oft schmerzhaft.
Oft muss der Patient stark pressen.
Der Patient hat das Gefühl, den Darm nicht genug zu entleeren.
Durchfall liegt vor, wenn die Stuhlentleerung häufiger als dreimal täglich erfolgt. Das Fachwort für Durchfall heißt: **Diarrhö**.
Das Wasser im Darm kann nicht ausreichend rückresorbiert werden. Deshalb ist der Stuhl: breiig-flüssig und schleimig.
Weitere pathologische Veränderungen treten auf bei:

- Konsistenz
- Farbe
- Geruch
- Beimengungen
- Blähungen

Pathologische Veränderungen können auf eine ernst zu nehmende Erkrankung hindeuten.
Pflegefachpersonen kennen die pathologischen Veränderungen. Und sie kennen die Ursachen der pathologischen Veränderungen. Pflegefachpersonen können die pathologischen Veränderungen von physiologischen Veränderungen unterscheiden.

Dokumentation

Die Dokumentation der Stuhlbeobachtung erfolgt zeitnah im Dokumentationssystem.
Pflegefachpersonen erfragen in regelmäßigen Abständen, ob die Patienten Stuhlgang hatten.
Der Stuhlgang wird bei Bedarf mit einem Strich und der Zeitangabe der Verlaufskurve eingetragen.
Physiologische und pathologische Veränderungen des Stuhls werden in der Dokumentation eingetragen.

	Typ	Beschreibung	
Obstipation	1	Getrennte Klumpen wie Nüsse. Schwierig zu entleeren.	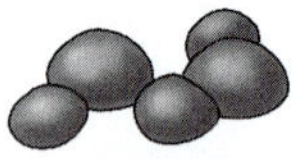
	2	Wurstform, aber klumpig	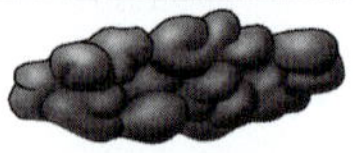
normaler Stuhl	3	Wurstform, aber mit Rissen und Spalten auf der Oberfläche	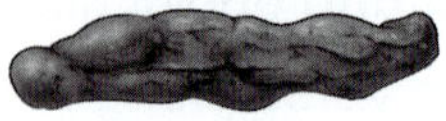
	4	Wurstform oder Schlangenform, weich und glatt	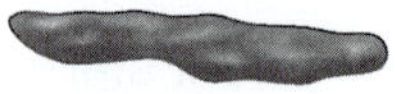
	5	Weiche Häufchen mit klaren Rändern. Leicht zu entleeren.	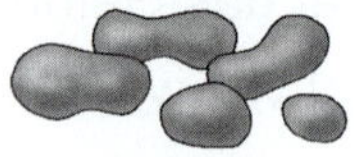
Diarrhö	6	flockige Stücke mit zerrissenen Rändern, breiiger Stuhl	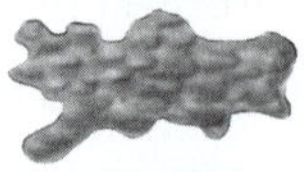
	7	wässrig, keine festen Bestandteile, vollkommen flüssig	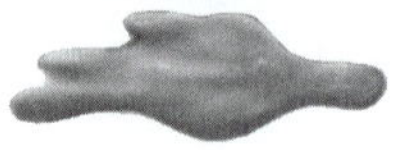

Abb. 2.15 Stuhlkonsistenz und Abweichungen
[L143]

Tab. 2.7 Pathologische Veränderungen der Stuhlausscheidung

Beobachtung	Pathologische Abweichung	Ursache
Konsistenz	breiig, wässrig, zerhackt, schaumig	Nahrungsmittelunverträglichkeit oder Magen-Darm-Infektion
	dünnflüssig-schleimig	**Diarrhö** (Durchfall)
	dünnflüssig-schaumig	**Gärungsdyspepsie**: Verdauungsstörung. Dabei werden unverdaute Kohlenhydrate durch Darmbakterien vergoren.
	erbsenbreiähnlich	*Typhus abdominalis*
	reiswasserähnlich	*Cholera* (meldepflichtige bakterielle Infektionskrankheit)
	himbeergeleeartig, blutig-schleimig	**Amöbiasis**
	blutig-schleimig, eitrig	**Colitis ulcerosa, Morbus Crohn**
	voluminös, salbenartig-glänzend	Fettstuhl
	bleistiftförmig	*Stenosen* (Verengungen) im Bereich des Enddarms
	trocken, fest, grau-weiß	Kalkseifenstuhl, Fehlernährung des Säuglings durch unverdünnte Kuhmilch (zu hoher Kalziumgehalt und Natriumgehalt)
	fest, hart	Flüssigkeitsmangel im Darm durch • zu geringe Trinkmengen • ballaststoffarme Ernährung • zu geringe Peristaltik Gefahr einer Obstipation.
	extrem hart und eingedickt	Kotsteine (**Fekalom**) infolge einer chronischen Obstipation
	sehr fest, bis 3 cm große Brocken (schafkotähnlich)	Verengungen in den oberen Darmabschnitten

Tab. 2.7 Pathologische Veränderungen der Stuhlausscheidung (Fortsetzung)

Beobachtung	Pathologische Abweichung	Ursache
Farbe	grünlich-flüssig	**Salmonellose**
	grünlich-ockerfarben	**Dyspepsiestuhl**, Ernährungsstörung, Nahrungsunverträglichkeit oder Infektion
	hellbraun-gelb	**Diarrhö**
	grau-lehmfarben	**Acholischer** Stuhl: fehlendes Sterkobilin bei Gallensteinen, Pankreastumoren, Hepatitis
	hellrote Blutauflagerung	Blutungen aus Hämorrhoiden, **Fissuren** oder **Dickdarmpolypen**
	rotbraun marmoriert	Blutungen im unteren Dickdarm
	rotbraun bis dunkelrot	Blutungen im oberen Dickdarm
	schwarz	Teerstuhl (**Melaena**), Blutungen im oberen Verdauungstrakt, bei **Ösophagusvarizenblutung**
Geruch	jauchig, faulig	**Fäulnisdyspepsie** (Verdauungsstörung. Dabei werden unverdaute Eiweiße durch Darmbakterien zersetzt.)
	säuerlich stechend	**Gärungsdyspepsie** (Verdauungsstörung. Dabei werden unverdaute Kohlenhydrate durch Darmbakterien vergoren.)
	faulig, stinkend	Krebserkrankungen, **Rektumkarzinom**

Tab. 2.7 Pathologische Veränderungen der Stuhlausscheidung (Fortsetzung)

Beobachtung	Pathologische Abweichung	Ursache
Beimengungen, *makroskopisch* (mit dem Auge sichtbar)	Blutauflagerungen	Tumoren, Entzündungen, Hämorrhoiden
	Schleim	Reizdarmsyndrom, Tumoren
	Blut, Schleim, Eiterauflagerungen	**Colitis ulcerosa**, **Morbus Crohn**
	Fettauflagerung	Mukoviszidose
	unverdaute Nahrung	unzureichende Kauleistung, Verdauungsstörungen
	Fremdkörper	Kleinteile wie Münzen
	Parasiten (Schmarotzer), Madenwürmer, Spulwürmer, Rinderbandwurm oder Schweinebandwurmglieder	Kontakt und Aufnahme durch Haustiere oder über die Nahrung
Beimengungen, *mikroskopisch* (nicht mit dem Auge sichtbar)	unverdaute Nahrungsreste	unzureichende Verdauungsleistung
	okkultes Blut	Darmkrebs oder Polypen
	Wurmeier	Parasitenbefall
	pathogene Keime	Infektion mit Salmonellen, Shigellen, Enterobakterien

Blähungen

Blähungen sind physiologisch. Wenn mehr als 20 Winde am Tag abgehen, dann kann das krankhafte Ursachen haben. Das Fachwort für das vermehrte Abgehen der Winde heißt: *erhöhte Flatusfrequenz*.
Hinzu kommt ein unangenehmes Gefühl des Aufgeblähtseins.
Ursachen können sein:

- Entzündungen im Magen-Darm-Trakt
- Medikamentennebenwirkungen
- Reizdarmsyndrom

3 Unterstützung und Förderung bei der Ausscheidung

3.1 Unterstützung bei der Miktion

Pflegemaßnahmen zum Anregen der Miktion

Pflegemaßnahmen zum Anregen der Miktion sind notwendig bei:

- Patienten zur Gewinnung von Urin für Untersuchungen
- Wöchnerinnen mit hochsteigendem Uterus und Harnverhalt

Durchführung der Maßnahmen

- Fordern Sie den Patienten auf, sich im Bett aufzusetzen. Denn eine sitzende Position erleichtert die Miktion.
- Den Patienten aufstehen lassen. Einige Schritte gehen lassen.
- Die Intimsphäre wahren.
- Ruhe vermitteln. Aus dem Zimmer gehen. Lassen Sie dem Patienten Zeit.
- Den Wasserhahn laufen lassen. Das Geräusch des fließenden Wassers fördert die Miktion.
- Ein Getränk anbieten. Zum Beispiel Blasentee.
- Einen kalten Waschlappen auf den Unterbauch des Patienten legen. Das wirkt stimulierend.
- Den Patienten auffordern, an fließendes Wasser zu denken. Zum Beispiel an einen Wasserfall.

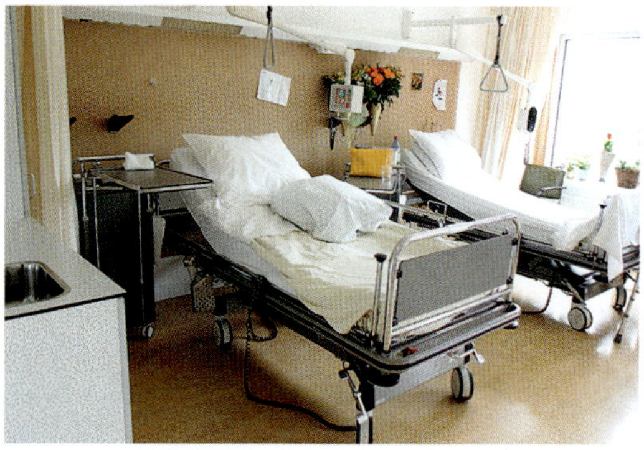

Abb. 3.1 Im Mehrbettzimmer ist es oft schwierig, die Intimsphäre zu wahren. [J787]

Urinflasche

Eine Urinflasche verfügt über eine Skalierung. Diese Skalierung dient zur Messung der Urinmenge.
Die Urinflasche verfügt über einen Deckel. Die Urinflasche kann mit einer Halterung direkt am Bett befestigt werden.

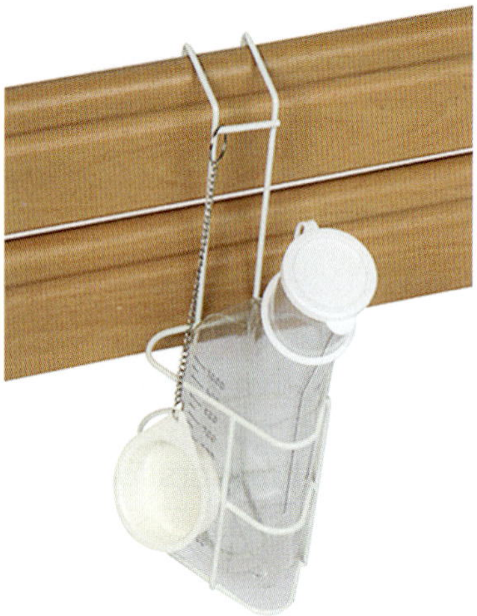

Abb. 3.2 Urinflasche [V504]

Urinflaschen bestehen aus durchsichtigem Kunststoff. Sie werden vor allem bei männlichen Patienten eingesetzt.

Anlegen der Urinflasche beim Mann

- Den Patienten auffordern, seinen Penis in die Urinflasche zu legen. Oder mit Handschuhen den Penis an der Peniswurzel fassen und in die Öffnung der Urinflasche legen.
- Die Intimsphäre wahren: Den Patienten zudecken. Das Zimmer verlassen.
- Den Penis nach der Miktion mit Zellstoff abtupfen.

- Händehygiene einhalten.
- Die Urinflasche nach Benutzung leeren. Mindestens vor dem Essen und vor der Nacht.
- Die Urinflasche im Spülautomaten reinigen und desinfizieren.
- Frische Urinflasche griffbereit zur Verfügung stellen.
- Urinauffälligkeiten und Urinmenge dokumentieren.

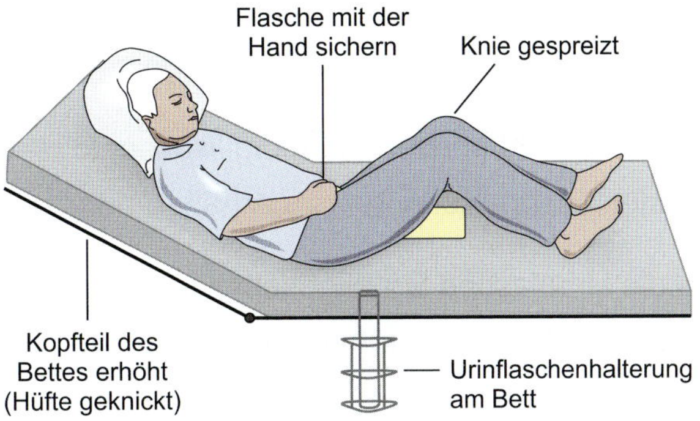

Abb. 3.3 Anlegen einer Urinflasche beim Mann [L231]

Urinflasche bei der Frau

Es gibt auch Urinflaschen für Frauen. Diese Urinflaschen haben eine breitere Öffnung.
Die Urinflaschen werden bei Frauen mit einer Beckenfraktur verwendet. Bei einer Beckenfraktur ist das Steckbecken schmerzhaft oder *kontraindiziert*.
Die Öffnung der Urinflasche wird an die äußeren Schamlippen gelegt, eng an die Harnröhrenöffnung. Anschließend erfolgt die Durchführung wie beim Mann.

Abb. 3.4 Urinflaschen für Frauen.
a) Urinflasche für Frauen.
b) Urinschiffchen für Frauen. Sie eignen sich auch für unterwegs, wenn nur schwer eine Toilette aufgesucht werden kann.
[M845]

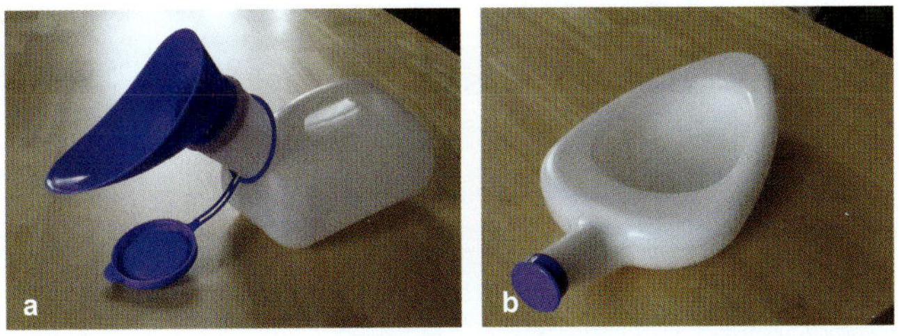

Das **Urinschiffchen** ist eine Alternative zur Urinflasche für die Frau.
Das Urinschiffchen wird nur so weit unter das Schambein geschoben, dass der Urin aufgefangen werden kann.

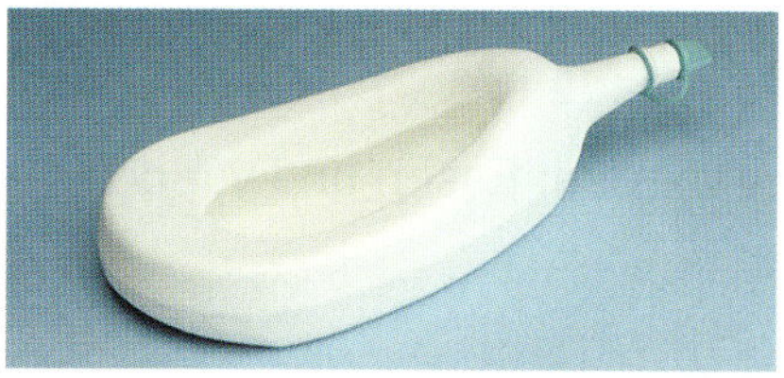

Abb. 3.5 Das Urinschiffchen läuft vorne spitz zu. [U151]

Umgang mit der Urinflasche bei Männern und Frauen

Die Urinflasche nur so lange wie nötig anlegen.
Die Urinflasche nicht über einen längeren Zeitraum angelegt lassen,

- da die feuchte Wärme das Entstehen von Infektionen begünstigt.
- da das Gefühl entsteht, ständig Wasser lassen zu können. Dadurch sinkt die Motivation, die Kontinenz zu erhalten oder zu trainieren.
- da die Urinflasche Druckgeschwüre verursachen kann. Vor allem an der empfindlichen Schleimhaut oder am Hoden.

Katheterisierung der Harnblase

Begriffserklärung

Katheterisieren: Einführen eines Katheters in Hohlorgane des Körpers mit dem Ziel, Flüssigkeiten nach außen zu leiten.
Beim Katheterisieren der Harnblase wird Urin vorübergehend oder dauerhaft nach außen geleitet.

Eine Katheterisierung ist immer mit einem erhöhten Infektionsrisiko der Blase oder der Niere verbunden. Deshalb erfolgt das Katheterisieren der Harnblase nur bei eindeutigem Grund.
Von großer Bedeutung ist daher: fachliches, korrektes und hygienisch einwandfreies Vorgehen.

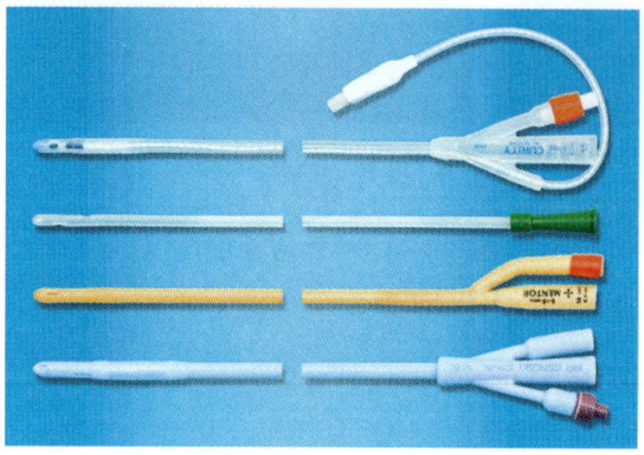

Abb. 3.6 Verschiedene Blasenkatheter [K115]

Dauerkatheter werden so schnell wie möglich wieder entfernt.
Pflegefachpersonen kennen deswegen andere Möglichkeiten. Zum Beispiel:

- externe Ableitungssysteme wie zum Beispiel Kondomurinale
- aufsaugende Hilfsmittel

Es stehen Katheter aus verschiedenen Materialien zur Verfügung:

- PVC-Katheter: ein *Lumen* zum Ablaufen von Urin, zur Einmalkatheterisierung
- Latexkatheter: zwei Lumen zum Blocken des Katheters und zum Ablaufen von Urin
- Silikonkatheter: zwei Lumen zur Langzeitanwendung

Katheterarten

Katheterarten werden nach der Liegedauer unterteilt in: Kurzzeitkatheter und Langzeitkatheter.
Man spricht man von einem Kurzzeitkatheter, wenn der Katheter maximal 14 Tage liegt.
Ein Langzeitkatheter kann bis zu vier Wochen in der Blase verweilen.
Die Art des Katheters unterscheidet sich außerdem durch den Zugang zur Harnblase:

- **transurethral** (durch die Harnröhre in die Blase)
- **suprapubisch** (durch die Bauchdecke in die Blase)

Bei den **transurethralen Kathetern** werden unterschieden:

- Einmalkatheter: zur einmaligen Benutzung. Er kann nicht geblockt werden (PVC-Katheter). Er hat nur ein Lumen.
- Verweilkatheter (Dauerkatheter): bleibt in der Blase. Er verfügt über zwei Lumen: eines zur Harnableitung sowie ein weiteres zum Blocken.
- Spülkatheter: Er verfügt über ein drittes Lumen. Über dieses Lumen kann die Blase gespült werden.
- Katheter mit Temperatursonde: ermittelt die Körperkerntemperatur mit einer Sonde an der Katheterspitze. Die Sonde misst die Temperatur des Urins in der Blase.

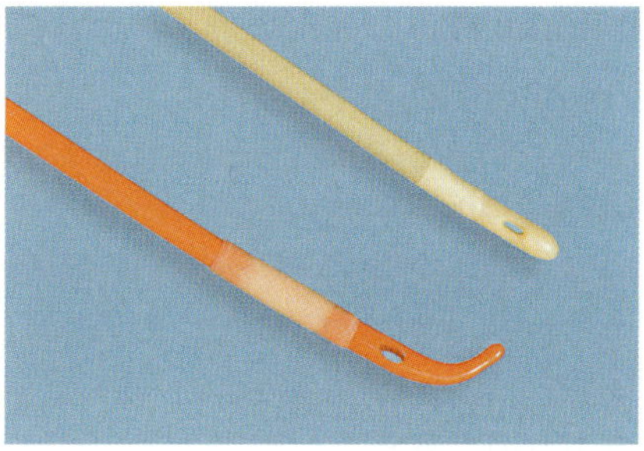

Abb. 3.7 Häufige Katheterspitzen. Unten die Tiemann-Spitze: gebogen und kegelig dünn auslaufend. Oben die Nélaton-Spitze: gerade, zylindrisch und abgerundet. Beide Katheter sind in der Größe 14 Ch (hellgrün).
[K115]

Charrière	6	8	10	12	14	16	18	20	22	24
mm	2,0	2,7	3,3	4,0	4,7	5,3	6,0	6,7	7,3	8,0
Farbcode	6	8	10	12	14	16	18	20	22	24

Abb. 3.8 Internationaler Farbcode für die unterschiedlichen Katheterstärken in Charrière und in Millimetern
[L143]

Pflegefachpersonen verwenden immer die kleinstmögliche Katheterstärke. So wird das Risiko von Verletzungen, Entzündungen und Schleimhautreizungen verhindert. Außerdem ist durch kleinere Katheterstärken das Einführen des Katheters sanfter. Katheter mit zu geringem Durchmesser können durch Harnsalze oder *Koagel* verstopft werden. Bei Beimengungen wie Blut oder Eiter im Urin sollte eine größere Stärke verwendet werden, um den Abfluss zu gewährleisten.
Ein Katheter für erwachsene Männer ist in der Regel 41–45 cm lang. Bei Frauen mit normalem Gewicht ist aufgrund der kürzeren Harnröhre eine Katheterlänge von 25 cm angenehmer.

Urinableitungssysteme

Das Urinableitungssystem ist die Verbindung zwischen Katheter und Beutel.
Die Wahl des Urinableitungssystems ist abhängig vom Zustand und der Mobilität des Patienten. Urinableitungssysteme dürfen nicht für diagnostische Zwecke verwendet werden. Zum Beispiel die Entnahme einer Urinprobe.
Urinableitungssysteme dürfen auch nicht für pflegerische Maßnahmen getrennt werden. Zum Beispiel Lagerungsmaßnahmen oder Mobilisation.
Dies dient der Infektionsprophylaxe.

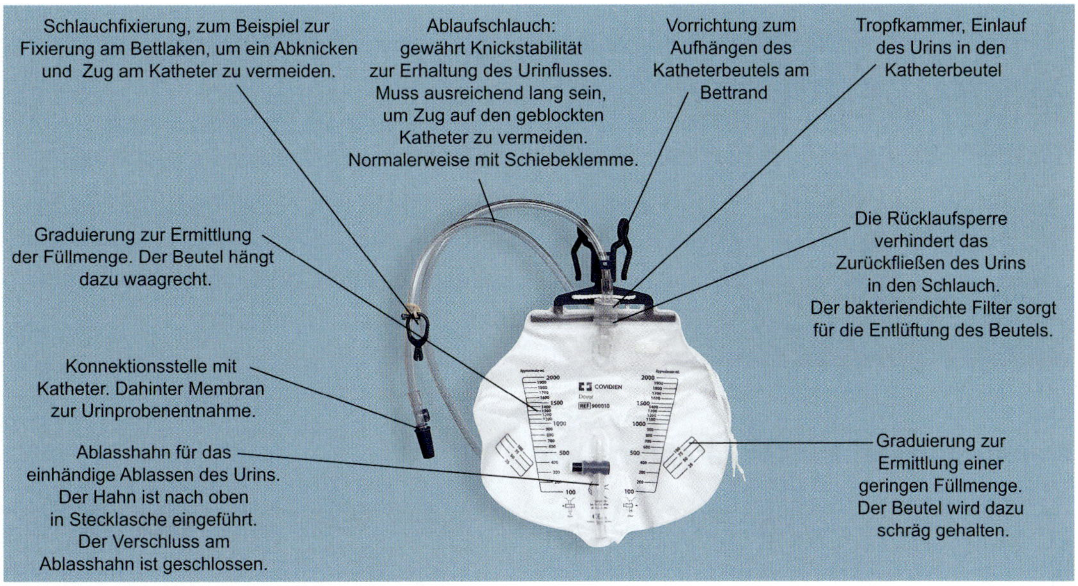

Abb. 3.9 Geschlossenes Urinauffangsystem [K115]

Der Ableitungsschlauch sollte immer lang genug sein. Damit wird eine Spannung des Katheters vermieden. Die Spannung kann zu Verletzungen führen.

Der **Urinbeutel** wird am Bett befestigt.

Der Urinbeutel sollte stets unter Blasenniveau hängen. Er darf nicht auf den Boden gelegt werden. Sonst können Keime an und in das System gelangen.

Bei mobilen Patienten können **Beinbeutel** verwendet werden.

Der Beinbeutel wird unterhalb des Oberschenkels fixiert und kann unter der Kleidung verborgen werden. Der Patient kann sich mit einem Beinbeutel gut bewegen.

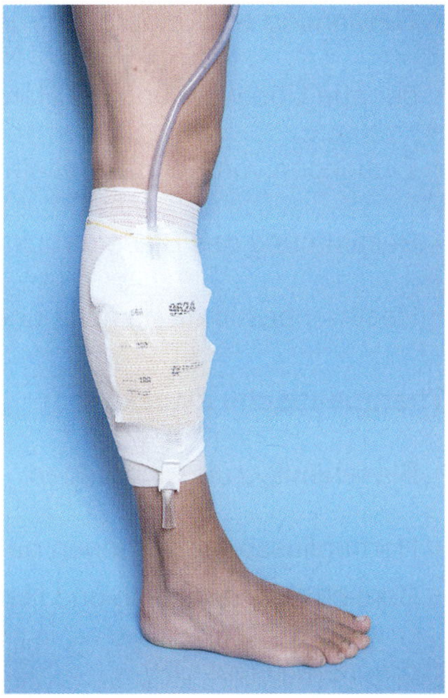

Abb. 3.10 Beinbeutel für mobile Patienten. Der kleinere Beutel steckt in einer Beinbeuteltasche aus elastischem Material. Diese Taschen gibt es für Unterschenkel und Oberschenkel. Der Beinbeutel kann auch mit Kletthaltebändern am Bein fixiert werden. [K115]

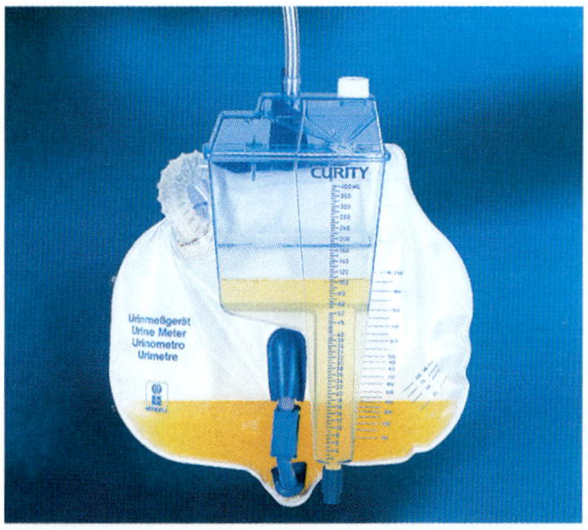

Abb. 3.11 Geschlossenes Urinauffangsystem mit Stundenurinmesskammer (Urimeter) [U244]

Transurethraler Blasenkatheterismus

Begriffserklärung

Transurethraler Blasenkatheterismus: Ein Katheter wird zur Harnableitung durch die Harnröhre in die Blase vorgeschoben.

Die transurethrale Harnableitung wird von Pflegefachpersonen oder Ärzten durchgeführt.
Im ambulanten Bereich führen Patienten diese häufig selbst durch. Oder sie werden dazu angeleitet.
Das Legen eines transurethralen Katheters kann diagnostische oder therapeutische Zwecke haben.

Diagnostik:

- Gewinnung von Urinproben
- genaue Überwachung der Harnausscheidung
- Einbringen von Kontrastmitteln
- Bestimmung des Blasendrucks
- Restharnbestimmung nach ungenügender Sonografie

Therapeutische Zwecke:

- Blasenentleerungsstörungen
- Harnabflussbehinderungen bei vergrößerter Prostata oder nach Trauma im Bereich der Harnblase und Harnröhre
- *präoperativ* (vor OP)

- *intraoperativ* (während der OP)
- *postoperativ* (nach OP)
- Blasenspülung und **Blaseninstillation** (Einbringen einer Medikamentenlösung)
- Beurteilung der Nierenfunktion

Katheterisieren darf in diesen Fällen **nicht** durchgeführt werden:

- bei akuter Prostatitis
- bei Verdacht auf Verletzungen der Harnröhre
- am Lebensende
- bei Harninkontinenz: denn die Kontinenz wird durch das Katheterisieren nicht gefördert und es besteht ein erhöhtes Infektionsrisiko

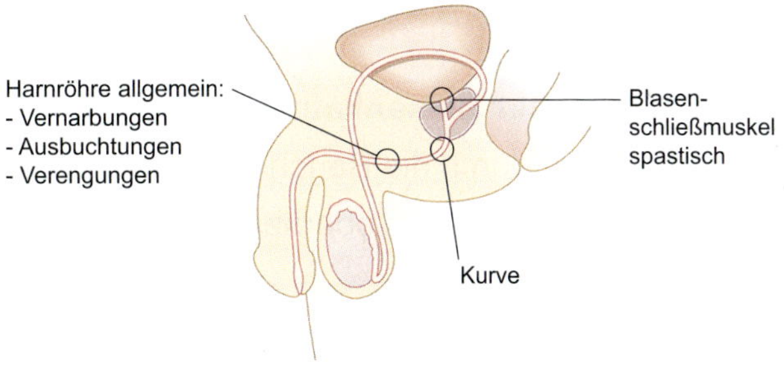

Abb. 3.12 Kritische Stellen beim Einführen des Katheters (hier: beim Mann) sind: Vernarbungen der Schleimhaut (*Strikturen*), Harnröhrenverengungen im Bereich der Prostata, Kurven, Ausbuchtungen oder Taschen und ein spastischer Blasenschließmuskel. [G926]

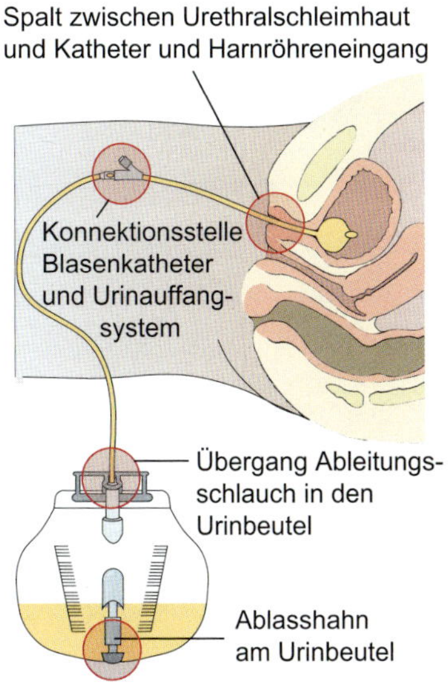

Abb. 3.13 Häufige Eintrittsstellen von Keimen beim transurethralen Blasenkatheter [L190]

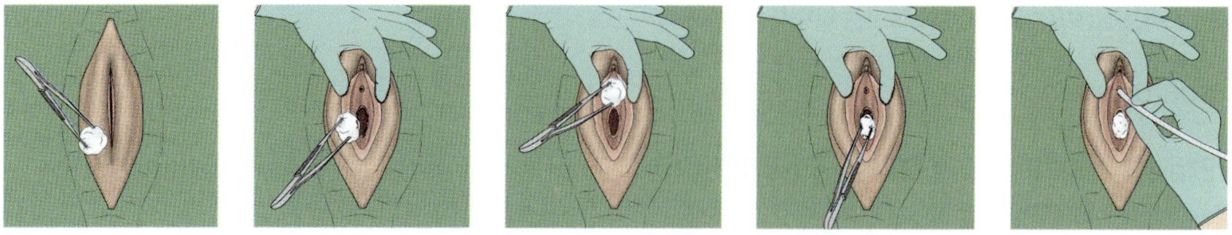

Abb. 3.14 Legen eines transurethralen Blasenkatheters bei einer Frau [L264]

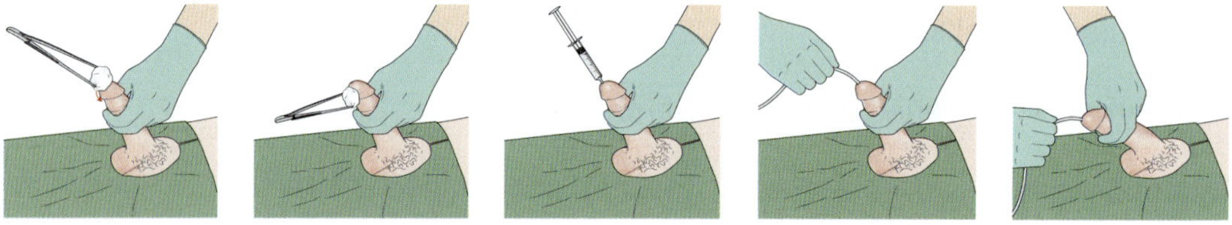

Abb. 3.15 Legen eines transurethralen Blasenkatheters bei einem Mann [L264]

Suprapubischer Blasenkatheterismus

Begriffserklärung

Suprapubischer Blasenkatheterismus: Einführen eines Katheters zur Harnableitung durch die Bauchdecke in die Blase.
Suprapubisch bedeutet: oberhalb des Schambeins. Von supra: oberhalb, Os pubis: Schambein.

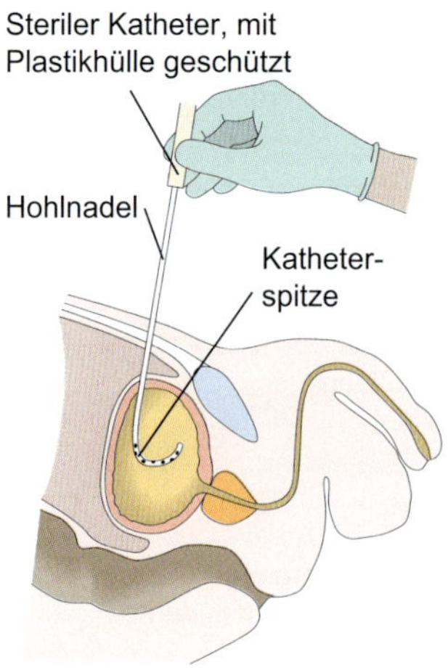

Abb. 3.16 Suprapubischer Blasenkatheter [L190]

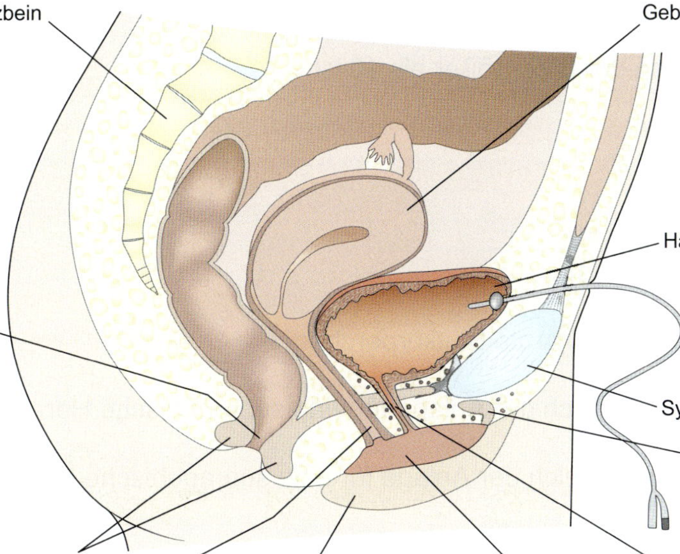

Abb. 3.17 Die richtige Lage eines suprapubischen Blasenkatheters [L264]

Gründe für die suprapubische Harnableitung:

- Bei der suprapubischen Harnableitung entstehen **weniger** Infektionen und weniger Verletzungen.
- Der Patient kann trotz liegendem suprapubischen Blasenkatheter Blasentraining und Kontinenztraining machen.
- Die Intimsphäre wird gewahrt, da weniger Berührungen im Intimbereich nötig sind.
- Eine längere Liegedauer. Zum Beispiel bei geriatrischen Patienten.
- Bei Vorliegen von Harnröhrenverletzungen und Harnröhrenverengungen. Wenn eine transurethrale Harnableitung nicht möglich ist.

Kontraindikationen (Gegenanzeigen) für die suprapubische Harnableitung sind:

- Blasentumoren
- Tumoren im Bauchraum
- unzureichend gefüllte Blase, weniger als 200 ml
- Hauterkrankungen im Punktionsbereich
- Blutgerinnungsstörungen

- *Antikoagulation* (blutverdünnende Medikamente)
- **Adipositas**, wenn der BMI größer als 40 ist
- Schwangerschaft
- Meteorismus
- **Ileus** (Darmverschluss)
- *Thrombopenie* (zu wenig rote Blutkörperchen)
- Vernarbungen im Bereich der Anlage für eine suprapubische Harnableitung
- Verbrennungen im Bereich der Anlage für eine suprapubische Harnableitung

Legen eines suprapubischen Blasenkatheters

Das Legen eines suprapubischen Blasenkatheters wird von Ärzten in der Klinik durchgeführt. Pflegefachpersonen

- bereiten den Patienten auf die Maßnahme vor.
- assistieren bei der Punktion.
- sorgen für die fachgerechte Nachbereitung.

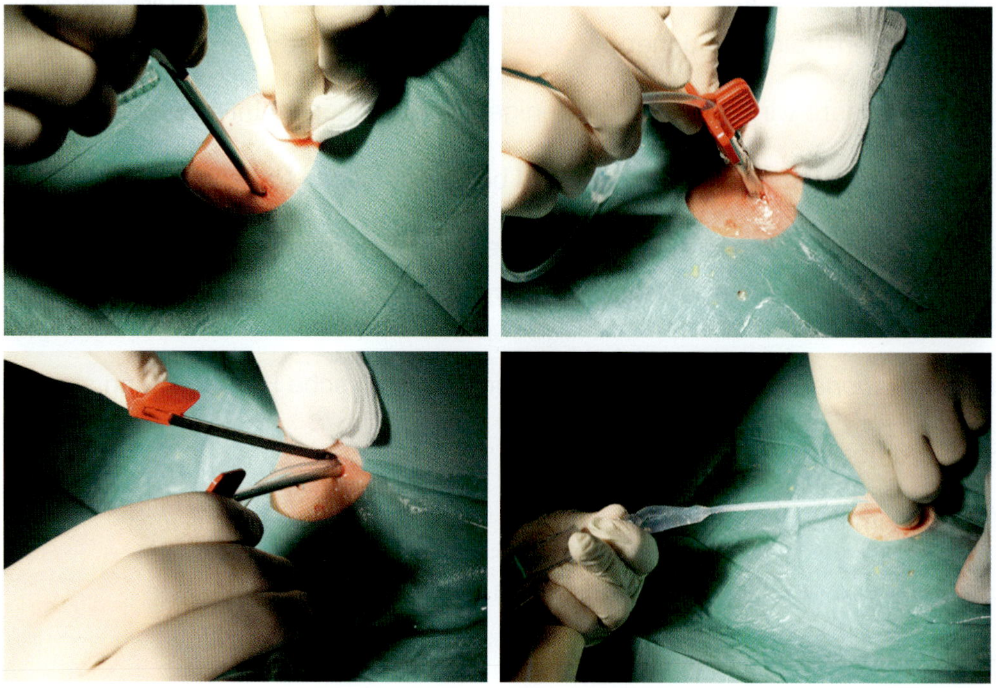

Abb. 3.18 Anlage eines suprapubischen Blasenkatheters [P441, M104]

Pflege eines liegenden suprapubischen Blasenkatheters

Die Pflege eines liegenden suprapubischen Blasenkatheters entspricht der Pflege eines transurethralen Blasenkatheters.
Der erste **sterile** Verbandwechsel erfolgt nach ärztlicher Anordnung.
Die ersten Tage wird der Verband täglich gewechselt.
Später wird der Verband alle 2 bis 3 Tage gewechselt.

Pflegefachpersonen beobachten die Punktionsstelle auf:

- Rötung
- Reizung
- Entzündungszeichen: Schmerzen, Schwellung, Rötung, eingeschränkte Funktion, Überwärmung
- Heilung

Patienten können angeleitet werden: zum selbstständigen Wechsel des Verbands und zur Pflege des Katheters.

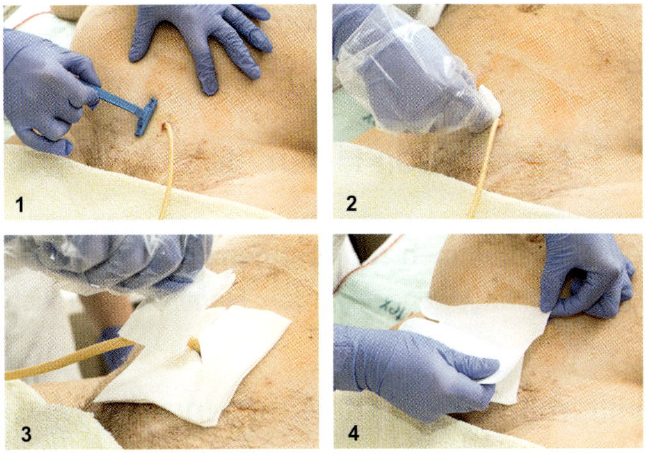

Abb. 3.19 Verbinden der Punktionsstelle:
1. Rasur,
2. Desinfektion,
3. Übereinanderlegen zweier steriler Schlitzkompressen,
4. Anbringen eines Pflasters.
[K115]

Zum Blasentraining wird der Katheter abgeklemmt. Der Patient kann nun auf physiologischem Weg Wasser lassen. Danach wird der in der Blase verbliebene Restharn über den Katheter abgelassen. Die Menge wird dokumentiert.
Wechseln und Entfernen eines suprapubischen Blasenkatheters sind ärztliche Tätigkeiten. Der Wechsel erfolgt etwa alle 6 Wochen.

3.2 Unterstützung bei der Stuhlausscheidung

Förderung der selbstständigen Toilettennutzung

Die Maßnahmen zur Förderung der selbstständigen Toilettennutzung entsprechen den Maßnahmen zur Kontinenzförderung in Kapitel 5.6.

Die Stuhlentleerung kann erleichtert werden durch die Hocksitzhaltung. Dazu wird ein Hocker vor die Toilette gestellt. Der Patient sitzt auf der Toilette. Er stellt die Füße auf den Hocker. Wenn die Beine angewinkelt sind, dann wird eine physiologische Stuhlausscheidung unterstützt.

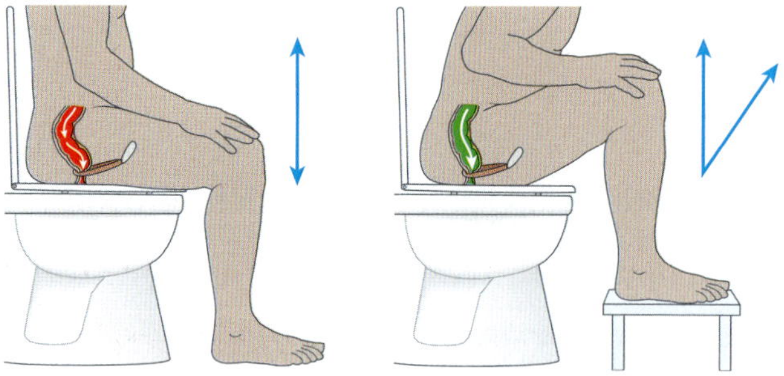

Abb. 3.20 Hocksitzhaltung. Das Sitzen mit angewinkelten Beinen bringt den Enddarm in eine gerade Stellung und entspannt den Beckenboden. Das erleichtert die Defäkation. Vor allem bei: Obstipation, Hämorrhoiden und anderen Stuhlentleerungsproblemen. [L234]

3.3 Einsatz von Hilfsmitteln

Wenn **Maßnahmen zur Kontinenzförderung** keine Erfolge zeigen, dann können Hilfsmittel angewendet werden. Damit wird versucht, das Leiden zu lindern.

Hilfsmittel zur Unterstützung der Miktion

Funktionell-anatomische Hilfsmittel

Funktionell-anatomische Hilfsmittel sind Hilfsmittel für Frauen, die unter Stressinkontinenz oder Belastungsinkontinenz leiden.

- **Pessare** stützen den Uterus und heben den Uterus leicht an. Pessare werden von einem Gynäkologen angepasst, wenn eine Operation nicht möglich oder nicht gewünscht ist. Pessare werden alle 5 bis 6 Wochen gewechselt.
- **Vaginaltampons aus Schaumstoff** drücken aufgrund ihres großen Lumens die angrenzende Harnröhre zu. Sie schützen nur bei leichter Inkontinenz.

- Harnröhrenstöpsel verschließen die Harnröhre, indem sie innerhalb der Harnröhre getragen werden. Das Fachwort für innerhalb der Harnröhre heißt: *intraurethral*. Harnröhrenstöpsel gehen mit einem erhöhten Risiko von Harnwegsinfekten einher. Deshalb sind sie weniger zu empfehlen.

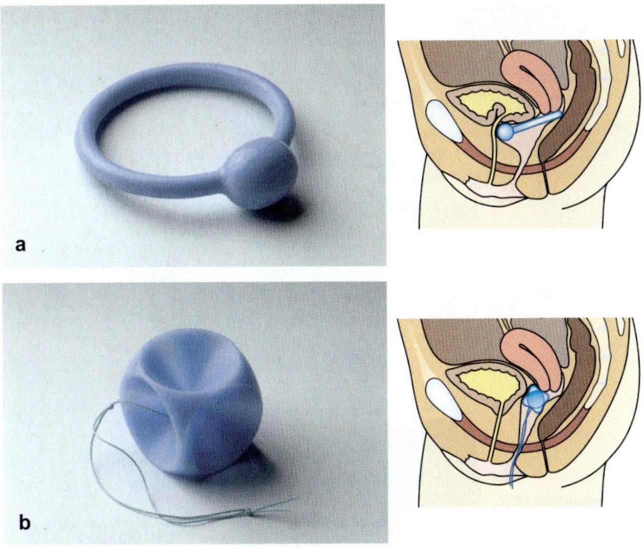

Abb. 3.21 Pessare:
a) Urethraringpessar
b) Würfelpessar
[L243]

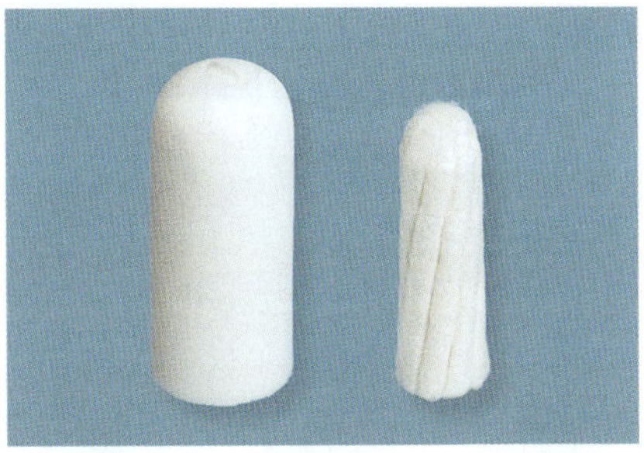

Abb. 3.22 Vaginaltampon im Vergleich mit einem normalen Tampon für die Monatsblutung. Durch das größere Lumen wird die angrenzende Harnröhre zugedrückt.
[K115]

Wenn Frauen Tampons oder Pessare bereits benutzen, dann gibt es bei der Anwendung weniger Probleme.

Auffangende Hilfsmittel

Wenn Patienten Alternativen zur Toilette brauchen, bieten sich **auffangende Hilfsmittel** an. Ein Grund kann *Immobilität* sein.
Beispiele für auffangende Hilfsmittel sind:

- Kindertopf
- Toilettenstuhl
- Steckbecken
- Urinflasche

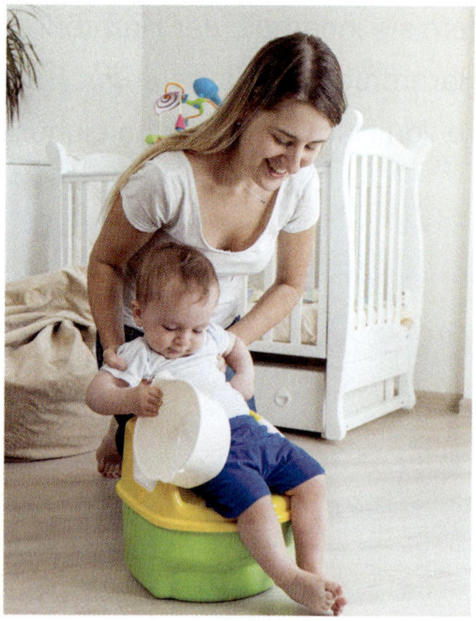

Abb. 3.23 Kindertopf [J787]

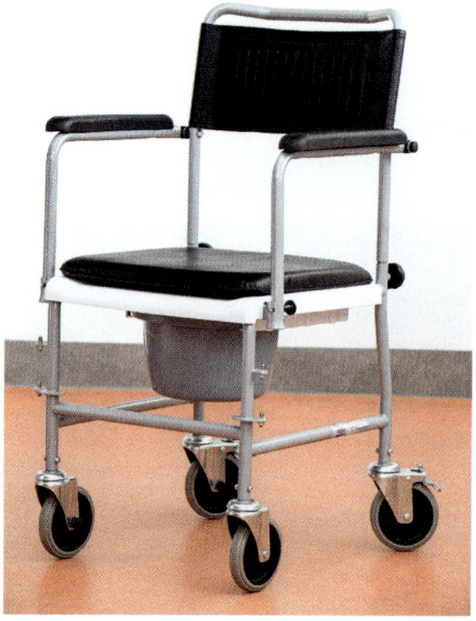

Abb. 3.24 Toilettenstuhl [K115]

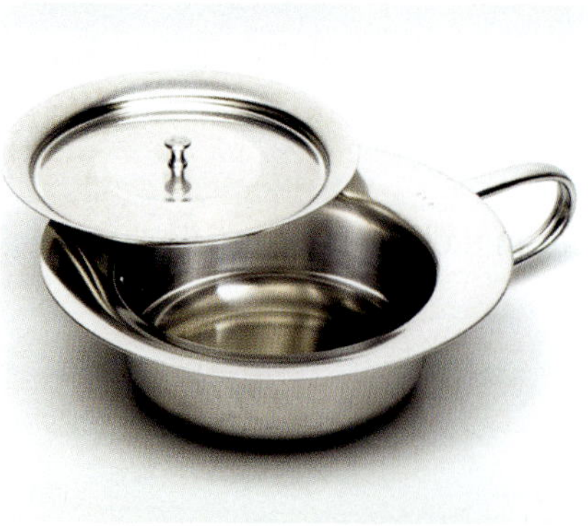

Abb. 3.25 Steckbecken [K183]

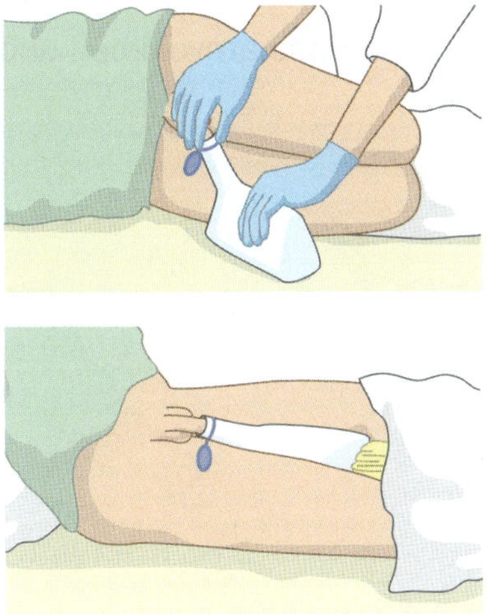

Abb. 3.26 Urinflasche anlegen. Der Patient liegt auf der Seite oder auf dem Rücken.
[L138]

Ableitende Hilfsmittel

Wenn Patienten keine Kontrollfunktion über ihre Blase haben, dann werden **ableitende Hilfsmittel** eingesetzt. Und wenn bei Patienten andere Möglichkeiten der Kontinenzförderung ausgeschlossen sind.

Zu den ableitenden Hilfsmitteln zählen:

- intermittierender Selbstkatheterismus
- transurethrale Blasenkatheterisierung
- suprapubische Blasenkatheterisierung

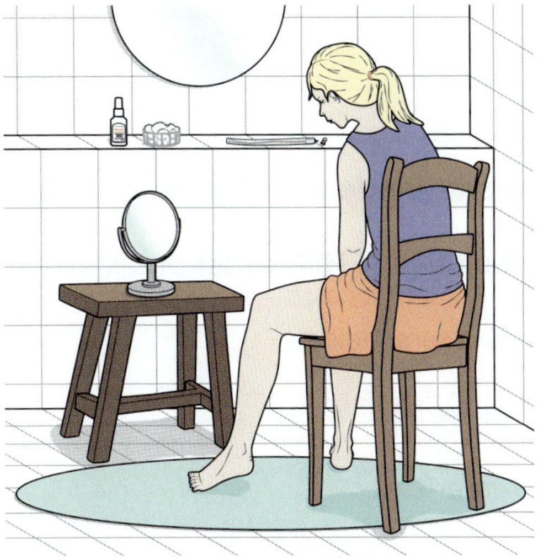

Abb. 3.27 Intermittierender Selbstkatheterismus ist eine selbstständige Katheterisierung. Die Katheterisierung erfolgt mit Unterbrechungen. Sie hat das Ziel, die Harnblase zu entleeren. Intermittierend bedeutet: mit Unterbrechungen.
[L264]

Kondomurinale werden bei harninkontinenten Männern angewendet. Es darf kein erhöhtes Restharnvolumen und keine Blasenentleerungsstörung bestehen.

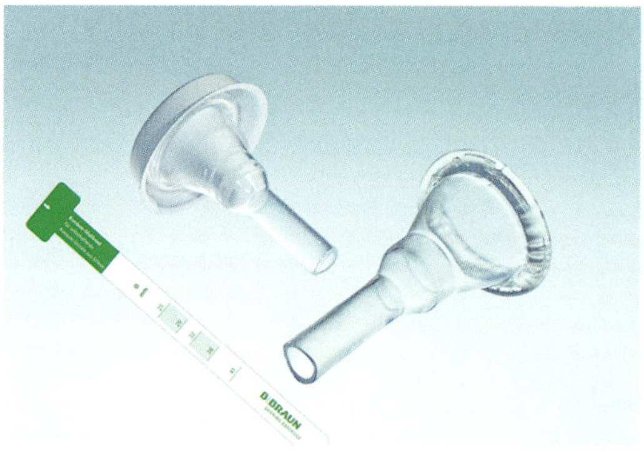

Abb. 3.28 Kondomurinal in verschiedenen Größen
[U223]

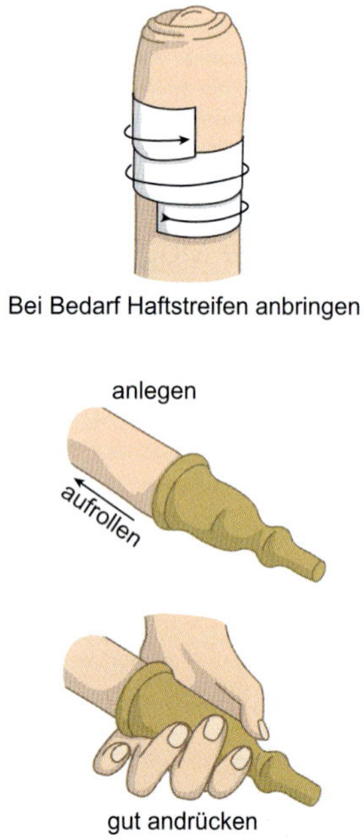

Abb. 3.29 Anlegen eines Kondomurinals
[L138]

Aufsaugende Hilfsmittel

Aufsaugende Hilfsmittel sind Materialien, die Flüssigkeiten aufsaugen.

Man unterscheidet:

- körpernah
- körperfern

Körperferne aufsaugende Hilfsmittel sind: Unterlagen oder ein wasserundurchlässiger Matratzenschutz.

Körpernahe aufsaugende Hilfsmittel sind:

- Bei leichter Inkontinenz: Tropfenfänger, Slipeinlagen.
- Bei mittelgradiger Inkontinenz: Vorlagen mit einer elastischen Netzhose.
- Bei starker Harninkontinenz und Stuhlinkontinenz: geschlossene Inkontinenzvorlagen.

Praxistipp

Das Wort „**Windel**“ wird in der Praxis nur bei Kleinkindern und Säuglingen verwendet. Um die Würde erwachsener Menschen zu wahren, verwendet man das Wort: „**geschlossene Inkontinenzvorlage**“.

Aufsaugende Hilfsmittel müssen

- den Urin binden.
- angenehm für die Haut sein, um vor Reizungen, Rötungen, Dermatitis oder einem Ekzem zu schützen.

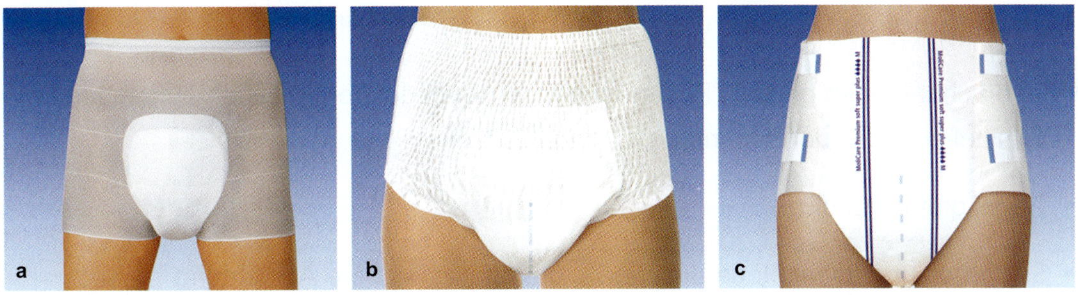

Abb. 3.30 Verschiedene aufsaugende Inkontinenzhilfsmittel: a) Vorlage mit Netzhose. b) Panti, das wie ein Slip benutzt werden kann. c) Geschlossene Inkontinenzvorlage. Die Klebestreifen sollten leicht nach oben oder unten geklebt werden.
[V220, K115]

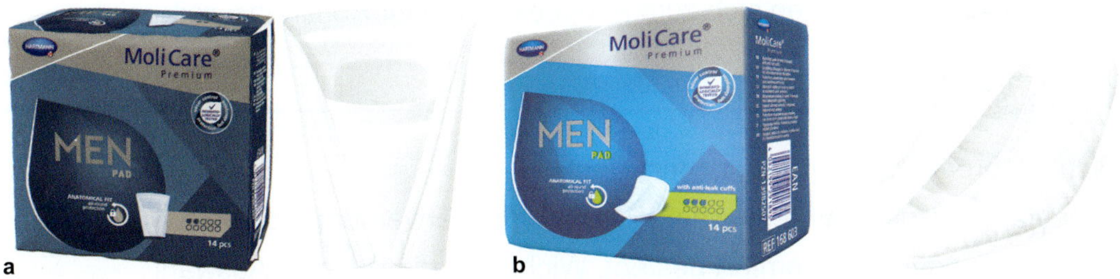

Abb. 3.31 Aufsaugende Hilfsmittel für Männer berücksichtigen die männliche Anatomie. a) Schutzhülle oder Tropfenfänger. b) Einlage in Schalenform, angepasst an die männliche Anatomie.
[V220]

Anlegen einer geschlossenen Vorlage

- Die **Vorlage** vor dem Anlegen in Längsrichtung falten, damit der Urin besser aufgenommen werden kann.
- Die Vorlage von vorne nach hinten anlegen, um eine Keimverschleppung zu vermeiden.
- Das breitere Saugkissen befindet sich am Übergang von den Oberschenkeln zum Gesäß.
- Die Innenbündchen liegen an der Leiste an.
- Die oberen Klebestreifen schräg von oben nach unten befestigen.
- Die unteren Klebestreifen schräg von unten nach oben befestigen.
- Den korrekten Sitz ohne Einschnüren kontrollieren.
- Nicht länger als 24 Stunden verwenden: durch den Wärmestau besteht **Intertrigogefahr** (Entzündung in den Hautfalten).

Beratung bei der Auswahl der Inkontinenzhilfsmittel

Pflegefachpersonen beraten Patienten bei der Wahl der körpernahen aufsaugenden Hilfsmittel zu folgenden Themen:

- Tragekomfort: Größe
- Sicherheit und Intimität: geräuscharm, unauffällig, sichere Abdichtung
- Handhabung: Erhalt der Selbstständigkeit, Entsorgung
- Kosten

Bei Bedarf kann der Kontakt zu einem Kontinenzberater hergestellt werden. Pflegefachpersonen können sich zum Pflegeexperten für Kontinenz weiterbilden.

Praxistipp

Nicht mehrere Vorlagen ineinanderlegen!
Pflegefachpersonen führen keine doppelte Vorlagenversorgung durch, weil ein geringer Tragekomfort besteht. Wichtig ist die korrekte Auswahl der Saugstärke einer Inkontinenzvorlage.

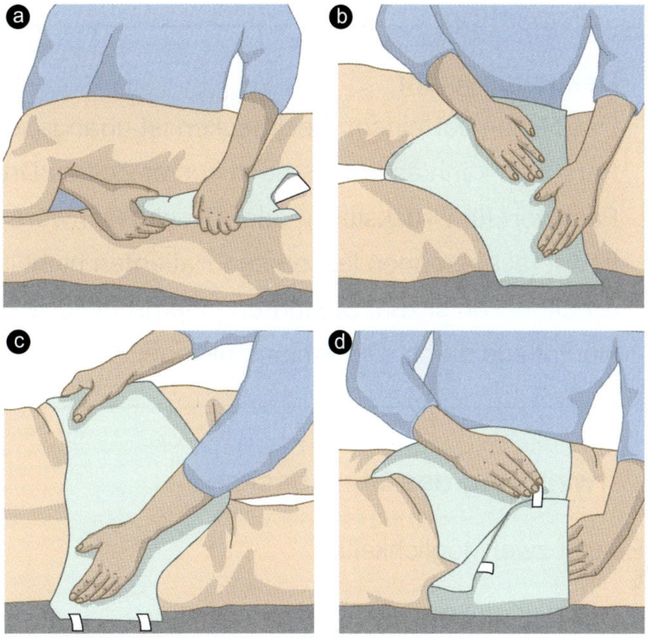

Abb. 3.32 Anlegen einer Inkontinenzvorlage [L138]

Hilfsmittel zur Unterstützung der Stuhlausscheidung

Steckbecken

Begriffserklärung

Steckbecken: Gefäß mit seitlichem Griff und Deckel. Bei immobilen Patienten wird das Steckbecken zur Stuhlausscheidung und Urinausscheidung im Liegen verwendet.
Das Steckbecken wird auch genannt: Schieber, Bettschüssel, Bettpfanne.

Viele Patienten benötigen im Krankenhaus ein **Steckbecken**. Frauen häufiger als Männer. Viele schämen sich, das Steckbecken zu benutzen. Weil die Patienten sich schämen, reduzieren sie die Trinkmenge. Oder sie versuchen, den Stuhl so lange wie möglich zurückzuhalten.
Pflegefachpersonen berücksichtigen die **Scham**.
Sie achten auf die Intimsphäre des Patienten. Pflegefachpersonen gehen in Gesprächen auf Schamgefühle ein und wenden andere Maßnahmen an. Zum Beispiel die Mobilisation auf einen Toilettenstuhl.

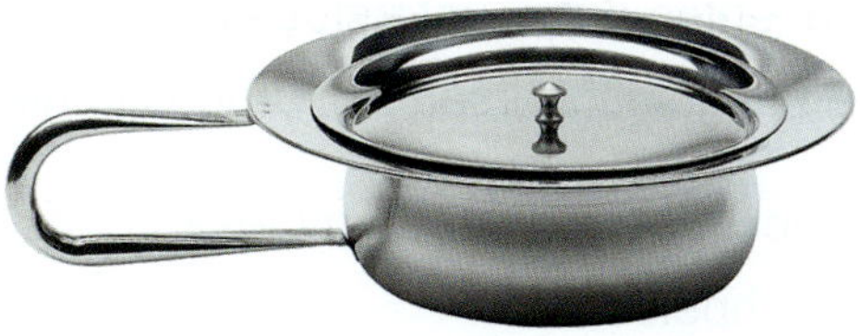

Abb. 3.33 Steckbecken aus Edelstahl. Hier mit Deckel. [V615]

Praxistipp

Dekubitusgefahr

Das Sitzen auf einem Steckbecken ist unangenehm. Bei gefährdeten Personen kann es bereits nach kurzer Zeit zu Druckstellen kommen. Das Fachwort für Druckstellen oder Druckgeschwüre heißt: *Dekubitus*. Pflegefachpersonen lassen den Patienten nicht länger als nötig auf dem Steckbecken sitzen. Sie führen eine gründliche Hautbeobachtung und Hautpflege durch. Die Patientenklingel ist in Reichweite.

Verwendung des Steckbeckens

Es gibt zwei Möglichkeiten:

- Der Patient hebt das Becken selbst an.
- Oder Pflegefachpersonen drehen den Patienten auf die Seite.

Vorbereitung:

- Das Steckbecken anwärmen.
- Das Steckbecken mit warmem Wasser ausspülen.
- Für Intimsphäre sorgen:
  - Besucher und Mitpatienten bitten, das Zimmer zu verlassen.
  - Den Patienten so weit wie nötig entkleiden und aufdecken.

Unterschieben des Steckbeckens:

- Die Beine hüftbreit aufstellen lassen.
- Eine Antirutschmatte verhindert das Wegrutschen der Beine.
- Der Patient soll sich am Haltegriff festhalten.
- Den Patienten auffordern, eine „Brücke zu machen".
- Die Pflegefachperson kann im Lendenwirbelbereich unterstützen.
- Den Patienten dabei unterstützen, sich auf die Seite zu drehen. Eventuell eine zweite Pflegefachperson zur Umpositionierung dazu holen.
- Das Steckbecken unter dem Gesäß platzieren. Der Griff zeigt zur Pflegefachperson.

- Den Patienten beim Zurückdrehen auf das Steckbecken unterstützen.
- Bei Männern gleichzeitig die Urinflasche anlegen.
- Frauen auffordern, die Beine zu strecken.

Von der gesunden Seite unterschieben bei:

- Hüftoperationen
- künstlichem Hüftgelenk
- Oberschenkelhalsfrakturen

Von der betroffenen Seite unterschieben bei:

- Schlaganfallpatienten. Und zwar, um das Bewusstsein für die betroffene Seite zu stärken.

Kontrolle der richtigen Platzierung des Steckbeckens:

- Das Kreuzbein des Patienten liegt auf dem breiten Rand des Steckbeckens.
- Die harte Kante kann mit einem Handtuch oder Waschlappen abgepolstert werden.
- Fragen, ob der Patient bequem liegt. Oder ob er Schmerzen hat. Bei Bedarf die Position des Steckbeckens verändern.
- Das Kopfteil erhöhen, wenn es das Krankheitsbild erlaubt. Damit kann eine angenehme Sitzposition erreicht werden.
- Den Patienten allein lassen. Das Schamgefühl beachten.

Entfernen des Steckbeckens:

- Handschuhe zum Selbstschutz anziehen.
- Die Pflegefachperson, die das Steckbecken gebracht hat, entfernt es auch wieder. Dadurch soll das Schamgefühl des Patienten verringert werden.
- Bei Männern die Urinflasche aus dem Bett entfernen.
- Das Steckbecken in derselben Weise entfernen, wie das Unterschieben erfolgt ist.
- Das Steckbecken auf die Ablage am Fußende stellen. Oder in die Vorrichtung am Nachttisch. Das Steckbecken nicht auf den Boden oder ins Bett stellen, um eine Keimverschleppung zu vermeiden.

Nachsorge:

- Bei Männern die Harnröhrenöffnung und bei Frauen das äußere Genital mit Zellstoff oder Toilettenpapier säubern.
- Bei starker Verschmutzung erfolgt eine Reinigung und Hautpflege des Genitalbereichs und Analbereichs.
- Bei einer Bilanzierung den Zellstoff nicht in das Steckbecken werfen.
- Den Patienten zudecken. Das Zimmer lüften.
- Dem Patienten ein feuchtes Tuch zum Reinigen der Hände anbieten.
- Große Mengen Zellstoff oder Toilettenpapier in einem Abwurf entsorgen.
- Das Steckbecken im Spülautomat reinigen und desinfizieren.

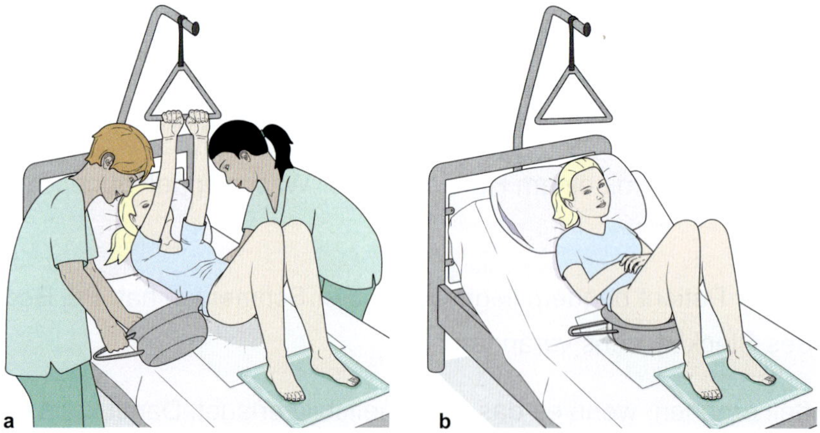

Abb. 3.34 Unterschieben des Steckbeckens. Selbstständig oder mit Unterstützung. [L264]

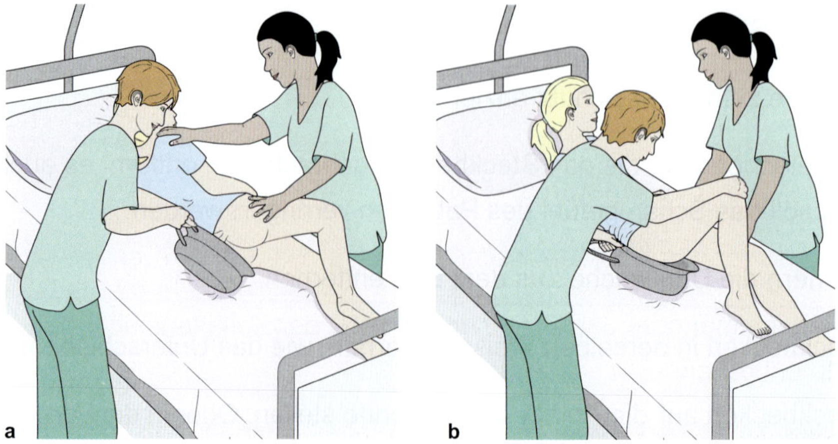

Abb. 3.35 Unterschieben des Steckbeckens durch Drehen des Patienten auf die Seite. [L264]

Toilettenstuhl

Begriffserklärung

Toilettenstuhl oder Nachtstuhl: fahrbarer Stuhl. Der Stuhl kann über die Toilette geschoben werden. Oder unter der Sitzfläche kann ein Ausscheidungsgefäß angebracht werden.
Der Toilettenstuhl bietet sich vor allem bei bewegungseingeschränkten Patienten an. Also bei Patienten, die zwar aufstehen können, aber nicht gehen können.
Ältere Menschen können von einem Toilettenstuhl leichter aufstehen als von einer niedrigeren Toilette.

Die Nutzung des Toilettenstuhls braucht mehr Zeit als die Nutzung des Steckbeckens.
Der Toilettenstuhl ermöglicht aber die Bewegung für den Patienten. Regelmäßige Mobilisation ist wichtig zur Vorbeugung von:

- Dekubitus
- Lungenentzündung (Pneumonie)
- Thrombose
- Kontrakturen
- Verlust der Beweglichkeit
- geistigem Abbau

Auch die Intimsphäre kann mit dem Toilettenstuhl besser gewahrt werden als mit dem Steckbecken. Die Nutzung des Toilettenstuhls ist deshalb der Nutzung des Steckbeckens vorzuziehen. Pflegefachpersonen beachten, dass auch bei der Nutzung eines Toilettenstuhls die Intimsphäre bewahrt wird. Zum Beispiel durch einen Sichtschutz.

Verwendung des Toilettenstuhls:

- Die Bremsen vor dem Transfer feststellen, um einen Sturz zu vermeiden.
- Den Toiletteneimer oder das Steckbecken unter den Toilettenstuhl schieben. Die Sitzplatte entfernen.
- Der Toilettenstuhl steht neben dem Bett. Es folgt die Mobilisation des Patienten auf den Toilettenstuhl.

- Der Patient soll seine Füße auf den Fußstützen des Toilettenstuhls abstellen.
- Den Patienten in die Toilette fahren, um seine Intimsphäre zu wahren. Und um die Mitpatienten vor unangenehmen Gerüchen zu bewahren.
- Die Bremsen feststellen.
- Die Fußstützen nach oben klappen. Dadurch wird ein Kippen des Toilettenstuhls vermieden, falls der Patient versucht aufzustehen.
- Auf die Erreichbarkeit der Klingel achten.

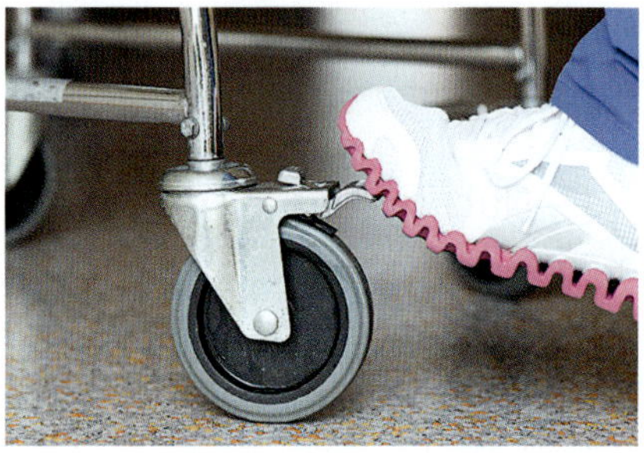

Abb. 3.36 Die Bremse am Toilettenstuhl wird immer festgestellt, wenn der Stuhl nicht bewegt wird. Dadurch werden Unfälle vermieden. [K115]

Vorsicht

Achtung Sturzgefahr!
Pflegefachpersonen wissen, dass der Einsatz des Toilettenstuhls eine Sturzgefahr mit sich bringt.
Denn manche Patienten stehen ohne zu klingeln auf, wenn sie mit dem Stuhlgang fertig sind.

3.4 Stoma

Begriffserklärung

Stoma (Mehrzahl: Stomata): eine operativ geschaffene **offene** Verbindung zwischen einem Hohlorgan und der Hautoberfläche.
Der Hohlraum kann sein: Magen, Darm oder Blase.
Enterostoma: Operativ angelegtes Stoma im Magen-Darm-Trakt. Vorübergehend oder dauerhaft. Wird auch genannt: künstlicher Darmausgang oder Anus praeter.
Urostoma: Ableitung von Urin auf nicht physiologischem Weg. Vorübergehend oder dauerhaft.
Ein Tracheostoma liegt in der Luftröhre (Trachea).

Enterostomata

Enterostomata werden eingeteilt nach:

- Lokalisation
- Verweildauer
- Art des Stomas

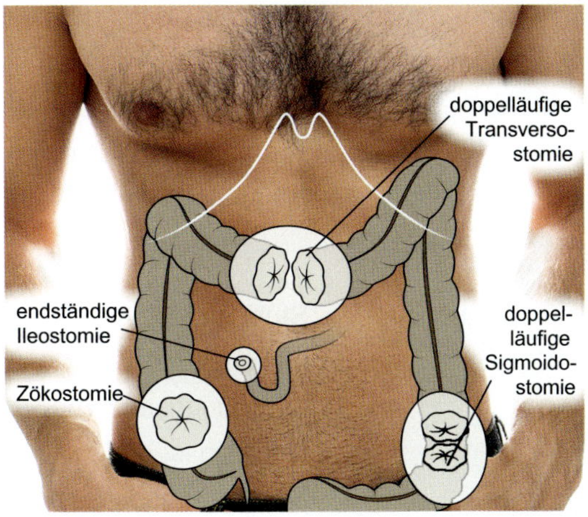

Abb. 3.37 Mögliche Lokalisationen bei Enterostomata [J787, L264]

Tab. 3.1 Verschiedene Arten von Enterostomata

	Ileostoma	Zökostoma	Kolostoma
Definition	Stoma im Dünndarm	Stoma im Blinddarm	Stoma im Dickdarm
Lokalisation	rechter oder linker Mittelbauch	rechter Unterbauch	rechter oder linker Oberbauch, Mittelbauch oder Unterbauch
Indikation	Entfernung (Resektion) des Dickdarms, Verschluss nachfolgender Darmabschnitte, Fehlbildungen, Dünndarmverletzungen, Operationen, Colitis ulcerosa	Heilung zusammengenähter Darmabschnitte, Verletzungen nach Strahlenschäden	• Verschluss von Darmabschnitten • Ileus • Entzündungen • Divertikulitis • Karzinome • Strahlenschäden • angeborene Fehlbildungen • Stuhlinkontinenz bei neurologischen Erkrankungen

Tab. 3.1 Verschiedene Arten von Enterostomata (Fortsetzung)

	Ileostoma	**Zökostoma**	**Kolostoma**
Ausscheidung und Konsistenz	flüssig bis dünnbreiig, da keine Stuhleindickung im Dickdarm	flüssig bis dünnbreiig, da keine Stuhleindickung im Dickdarm	dickbreiig bis geformt
Ausscheidungs-häufigkeit und Menge	Ausscheidung findet den ganzen Tag statt. Die Mengen betragen von anfangs 2 Litern bis später 500–750 ml.	Ausscheidung findet den ganzen Tag statt. Die Mengen betragen von anfangs 2 Litern bis später 500–750 ml.	Stuhlfrequenz 1–3 mal täglich, physiologische Menge
Besonderheiten	Stuhl enthält viel Gallensäure und Verdauungsenzyme. Dadurch ist der Stuhl aggressiv und verursacht Hautschäden. Unbedingt auf Hautschutz achten!	Stuhl enthält viel Gallensäure und Verdauungsenzyme. Dadurch ist der Stuhl aggressiv und verursacht Hautschäden. Unbedingt auf Hautschutz achten!	je nach Lage weicher oder fester Stuhlgang

Verweildauer

Die Verweildauer eines Enterostomas wird unterschieden in:

- Temporär oder passager: Das Stoma wird nach einer befristeten Zeit wieder zurückverlegt.
- Permanent: Das Stoma besteht für den Rest des Lebens.

Urostomata

Urostomata leiten den Urin künstlich nach außen ab.
Gründe für die Anlage eines Urostomas sind:

- Abflusshindernisse. Zum Beispiel Harnleiterstein, Prostatavergrößerung.
- Entlastung nach Verletzungen oder Operationen am harnableitenden System.
- Nach einer Blasenentfernung.

Das Urostoma kann auf Zeit oder auf Dauer angelegt sein.
Unterschiedliche Urostomata sind:

- Nephrostomie (Nierenfistel): Der Katheter liegt im Nierenbecken.
- Ureterkatheter (äußerer Splint): Der Katheter liegt im Nierenbecken.
- Zystostomie: Der Katheter liegt in der Blase (suprapubischer Blasenkatheter).
- Ureterokutaneostomie (Harnleiter-Haut-Fistel): Der Harnleiter wird in die Bauchhaut implantiert.

Stomaversorgungssysteme

Stomaversorgungssysteme werden für jeden Patienten persönlich ausgewählt.
Berücksichtigt werden dabei:

- Stomaart: Enterostoma oder Urostoma.
- Die Bedürfnisse des Patienten.
- Besonderheiten der Haut. Zum Beispiel Narben oder Reizungen.

Es hilft, Modelle von verschiedenen Herstellern auszuprobieren.

Anforderungen an Materialien zur Stomaversorgung

Materialien zur Stomaversorgung müssen folgende Eigenschaften haben:

- hautfreundlich
- geruchsfrei
- flüssigkeitsdicht
- reißfest

- einfach und sicher
- knisterarm und unauffällig
- problemlos in Sanitätsfachgeschäften erhältlich

Einteiliges Versorgungssystem

Einteilige Versorgungsysteme bestehen nur aus einem Teil.
Der Beutel und die Hautschutzfläche sind untrennbar miteinander verbunden. Sie eignen sich für aktive Menschen, die 1 bis 2 Stuhlausscheidungen pro Tag haben.
Der Wechsel geht schnell.
Die wenigen Beutelwechsel strapazieren die Haut kaum.
Urostoma: Am einteiligen Urostomiebeutel kann über einen Ablasshahn ein Beutelsystem angeschlossen werden. Das Beutelsystem eignet sich für die Nacht.
Der Wechsel des Systems erfolgt täglich.

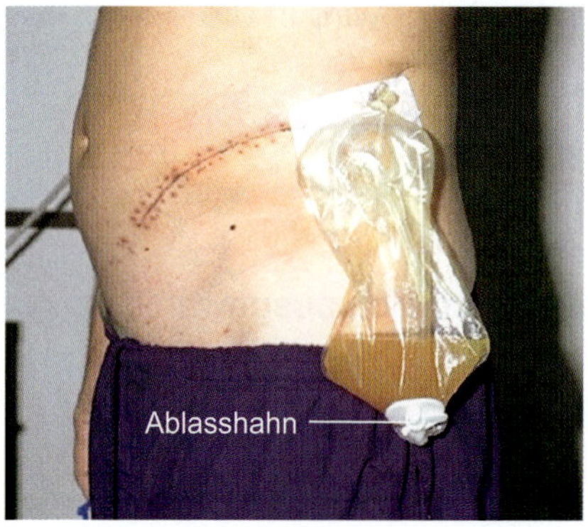

Abb. 3.38 Perkutane Harnableitung in einen aufgeklebten Urostomiebeutel [K183]

Zweiteiliges Versorgungssystem

Bei zweiteiligen Versorgungssystemen können Beutel und Basisplatte voneinander getrennt werden.
Sie werden verbunden über einen Rastring oder ein Klebesystem.
Der Vorteil des zweiteiligen Systems: Hautschutz an der Basisplatte.
Die Basisplatte kann trotz häufigen Beutelwechsels mehrere Tage belassen werden.
Das schont die Haut.
Ein Wechsel sollte bei Enterostomata erfolgen:

- nach 4 Tagen
- bei starker Verunreinigung
- bei beginnender Ablösung der Platte

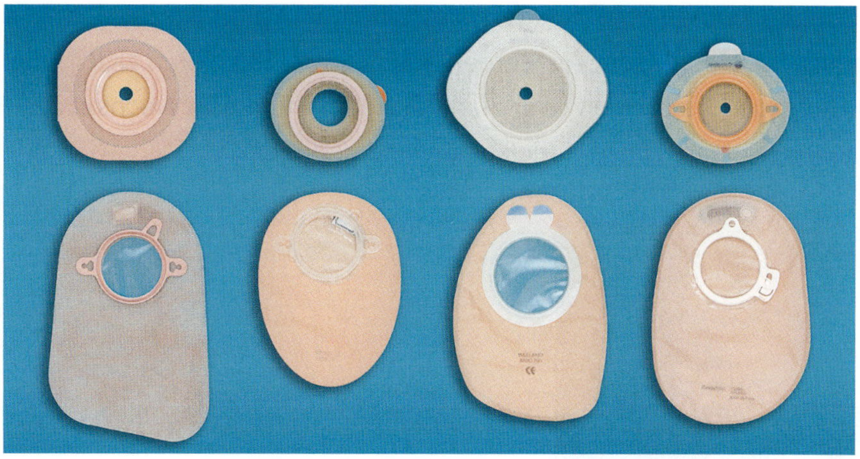

Abb. 3.39 Geschlossene Stomabeutel mit Rastringen zum Einrasten auf einer Basisplatte [K115]

Beim Urostoma wird der Beutel täglich gewechselt. Die Basisplatte wird alle 2 bis 3 Tage gewechselt.

Stomabeutel

Stomabeutel werden unterschieden in:

- geschlossene Beutel
- Ausstreifbeutel
- Urostomiebeutel mit Auslasshahn

Geschlossene Beutel werden gewechselt, wenn sie voll sind.
Geschlossene Beutel werden bei 1 bis 2 Stuhlausscheidungen pro Tag verwendet.
Bei Durchfall sind sie nicht zu empfehlen.

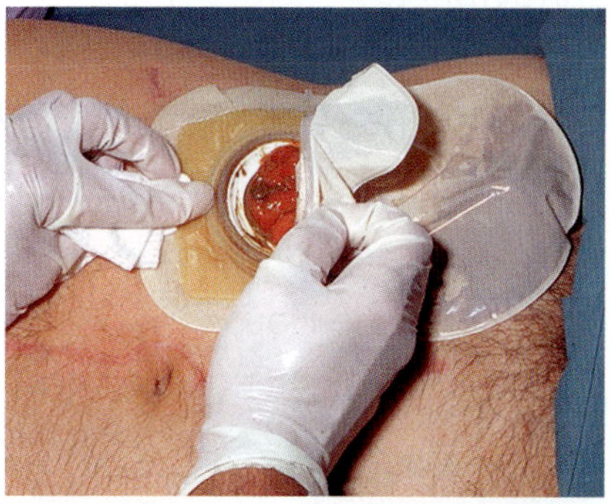

Abb. 3.40 Ein gefüllter geschlossener Stomabeutel wird von der Basisplatte gelöst und entsorgt. [K183]

Ausstreifbeutel können über eine Öffnung mit einem Verschlusssystem in die Toilette entleert werden. Oder sie werden ausgestreift. Sie bieten sich an bei häufigen Stuhlausscheidungen oder dünnflüssigem Stuhl. Ein Wechsel des Beutels muss seltener erfolgen. Die Materialkosten sind geringer.

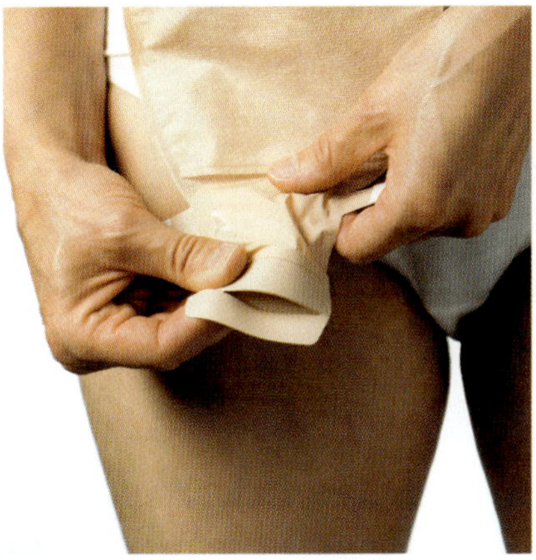

Abb. 3.41 Ausstreifbeutel lassen sich leicht entleeren. Und sie lassen sich wieder dicht verschließen. [V130]

Urostomiebeutel mit Auslasshahn und Rücklaufsperre können entleert werden. Nachts können diese über einen Adapter mit einem Beutelsystem verbunden werden. Die Miktion stört dann nicht den Schlaf.
Urostomiebeutel mit Auslasshahn können auch mit einem Beinbeutel verbunden werden. Die Rücklaufsperre verhindert, dass der Urin in das Stoma zurückfließt.

Basisplatten

Basisplatten einteiliger oder zweiteiliger Systeme können entweder flach oder nach außen gewölbt sein. Das Fachwort für flach heißt: *plan*.
Das Fachwort für nach außen gewölbt heißt: *konvex*.
Basisplatten dichten das Stoma ab. Sie sorgen durch ihre Haftung für einen korrekten Sitz.

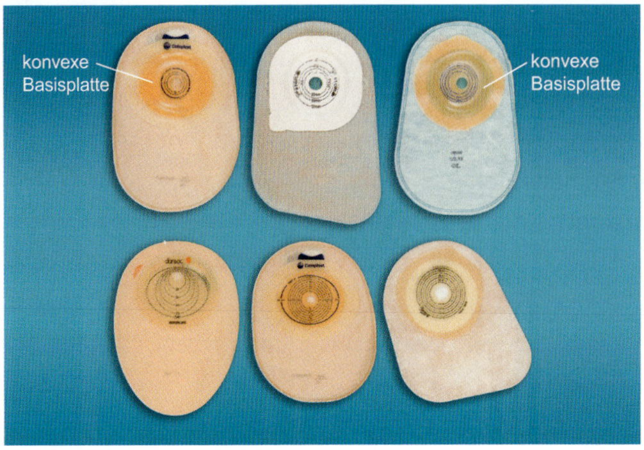

Abb. 3.42 Konvexe Basisplatten [K115]

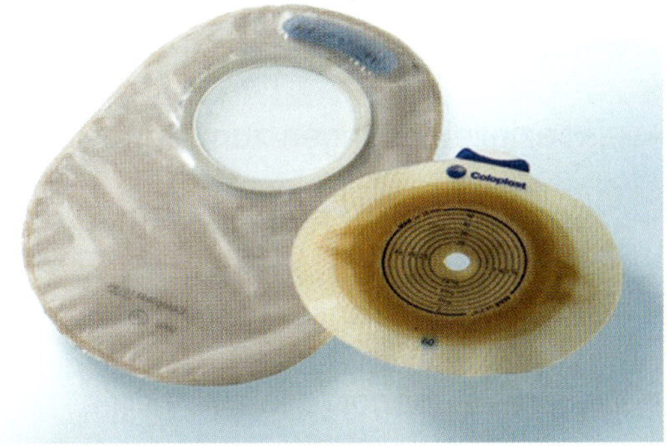

Abb. 3.43 Zweiteilige Stomaversorgung mit planer Hautschutzplatte (Basisplatte) und geschlossenem Stomabeutel mit Rastringsystem [V130]

Praxistipp

Die Haut von Patienten mit Stoma kann durch Stuhl oder Urin schnell angegriffen werden. Zum Hautschutz eignen sich besonders anhaftende Produkte: Platten, Pasten, Schutzringe, Puder.
Das Fachwort für anhaftend heißt: *adhäsiv*.
Adhäsive Platten haften auf trockener und auf nässender Haut.
Adhäsive Platten können Feuchtigkeit bis zu einem gewissen Grad aufnehmen. Dabei verlieren die Platten aber ihr Haftvermögen.
Adhäsive Platten können zwischen 3 und 5 Tagen auf der Haut verbleiben. Sie lassen sich leicht und ohne Rückstände entfernen. Sie sind gut verträglich.

Hilfsmittel

Für Stomata gibt es Hilfsmittel. Und zwar zum Anlegen, zur Pflege und zum Wechsel des Versorgungssystems.

Folgende Hilfsmittel sind üblich:

- **Schablone**: Mit Standardschablonen wird einmalig die Größe des Stomas bestimmt. Schablonen können zugeschnitten werden. Damit erlauben sie die Anpassung der Platte bei unregelmäßigen Stomata.
- **Stomakappe**: Die Stomaklappe verschließt zeitweise das Stoma, um die Bewegungsfreiheit zu erhöhen. Oder um sexuellen Bedürfnissen nachzugehen.

- Folgende Reinigungsmittel und **Pflegemittel** müssen auf Verträglichkeit getestet werden:
  - spezielle Lösungen zum Entfernen von Kleberückständen
  - hautfreundliche Reinigungstücher
  - fettfreie und transparente Hautschutzlotion
- Weiteres Zubehör:
  - Gürtel oder Haltegurt für einen sicheren Halt.
  - Klammern zum Verschließen von Ausstreifbeuteln.
  - Beutelüberzug zum Verdecken. Und zur Aufnahme von Schweiß zwischen Folie und Bauch.
  - Urostomiebeutel mit Mehrkammersystemen verringern Geräusche.
  - Deos in Form von Tropfen. Die Tropfen können entweder in den Beutel oder in die Raumluft gegeben werden.

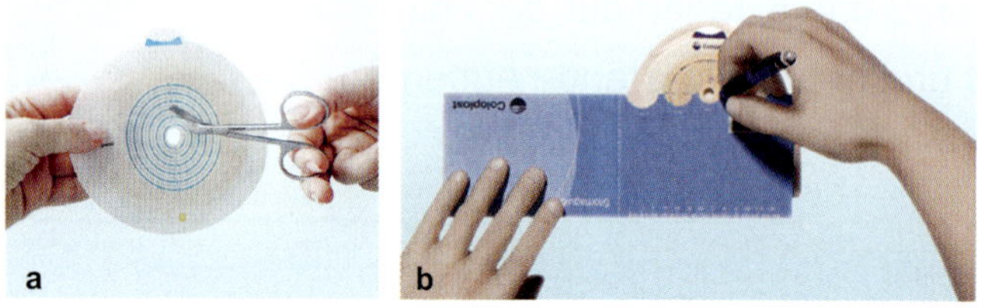

Abb. 3.44 Schablonen zur Bestimmung der Stomagröße [V130]

Kriterien zur Unterscheidung von Stomaversorgungssystemen

Stomaversorgungssysteme lassen sich anhand von vier Merkmalen unterscheiden:

- einteilig oder zweiteilig
- geschlossen oder offen (Ausstreifbeutel)
- Lochöffnung: vorgefertigt oder zum Ausschneiden
- Haftfläche: plan oder konvex

Stomapflege

Pflegefachpersonen binden den Patienten in die Stomapflege mit ein. Pflegefachpersonen zeigen Einfühlungsvermögen.
Denn Patienten müssen sich bei Neuanlage eines Stomas mit folgenden Themen auseinandersetzen: mit ihrer Grunderkrankung, mit der Veränderung ihres Körpers

und mit dem Verlust der Selbstverständlichkeit ihrer Ausscheidung. Das stellt eine hohe Belastung dar. Patienten ekeln sich oft vor sich selbst.

Praxistipp

Patienten beobachten oft das Verhalten von Pflegefachpersonen bei der Versorgung des Stomas. Deshalb sollten Pflegefachpersonen nicht die Nase rümpfen oder das Gesicht verziehen.

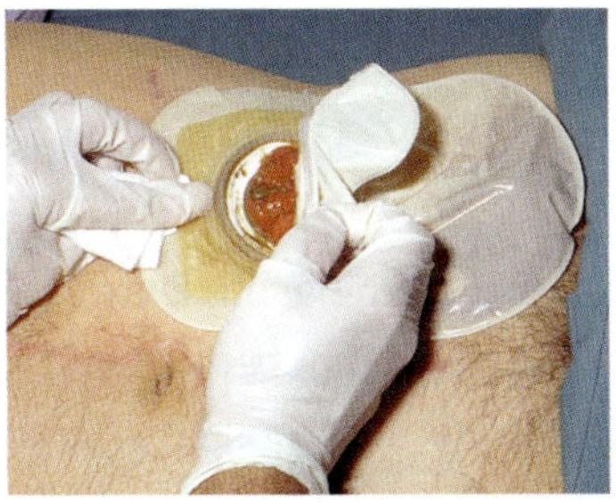

a) Gebrauchten Stomabeutel von der Basisplatte lösen und entsorgen.

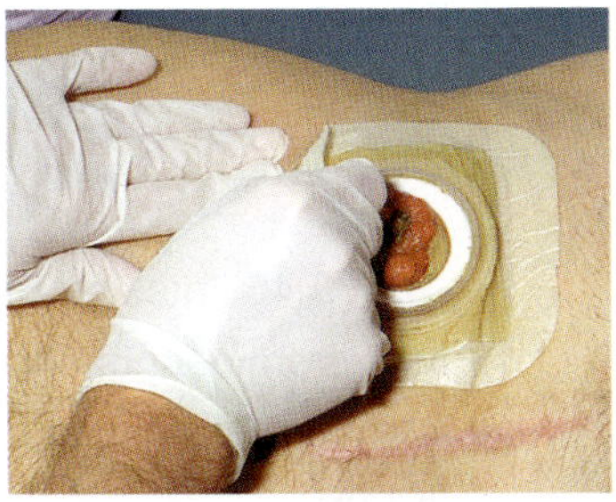

b) Eventuell Basisplatte vorsichtig von der Haut abziehen und entsorgen.

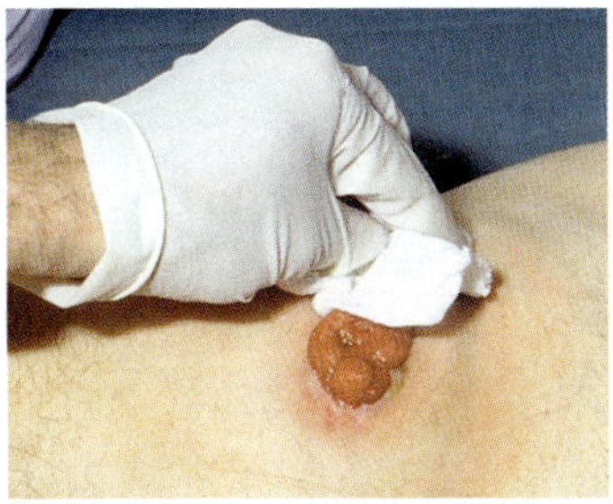

c) Haut reinigen und trocknen.

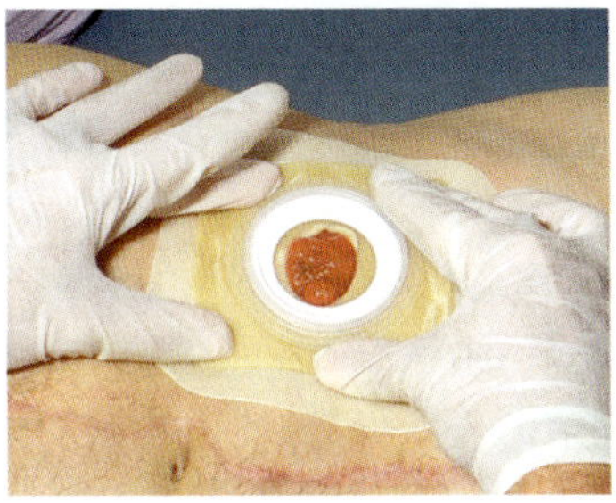

d) Neue Basisplatte passgenau aufkleben.

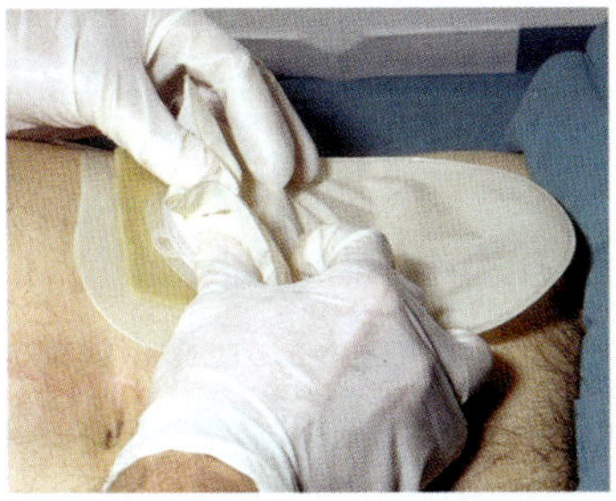

e) Frischen Stomabeutel am Rastring ein-rasten.

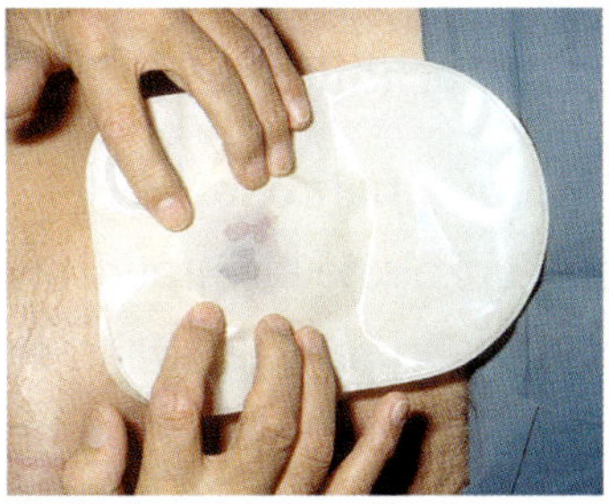

f) Beutel andrücken.

Abb. 3.45 Stomaversorgung [K183]

Beobachtungsschwerpunkte am Stoma

Pflegefachpersonen beobachten das Stoma, die Haut um das Stoma und die Ausscheidung.

Intaktes Stoma

Das intakte Stoma hat eine rosarote Farbe. Das ist ein Zeichen für eine funktionierende Durchblutung. Die Größe ist in den ersten Tagen aufgrund eines mäßigen Stomaödems leicht angeschwollen. Das Ödem bildet sich zwischen dem 4. und 7. Tag zurück. Die endgültige Größe wird nach 6–8 Wochen erreicht. Das Stoma steht hervor. Die Haut um das Stoma ist trocken, reizlos und intakt.
Die Ausscheidung bei Enterostomata besteht bis zum 3. postoperativen Tag noch aus blutig-serösem Sekret.

Bei der Ileostomie beginnt die Ausscheidung ab dem 2.–5. postoperativen Tag. Der Stuhl ist flüssig.
Bei der Kolostomie beginnt die Ausscheidung ab dem 2.–5. postoperativen Tag zunächst flüssig. Sie sollte nach 8–14 Tagen breiig bis halbfest geformt sein.
Bei einem Urostoma beobachten Pflegefachpersonen den Harnfluss mittels einer Flüssigkeitsbilanzierung. Der Urinfluss beginnt mit der Anlage des Urostomas. Ein Rückgang des Harnflusses kann auf eine Verstopfung hinweisen. Die Veränderung des Harnflusses muss dem Arzt gemeldet werden.

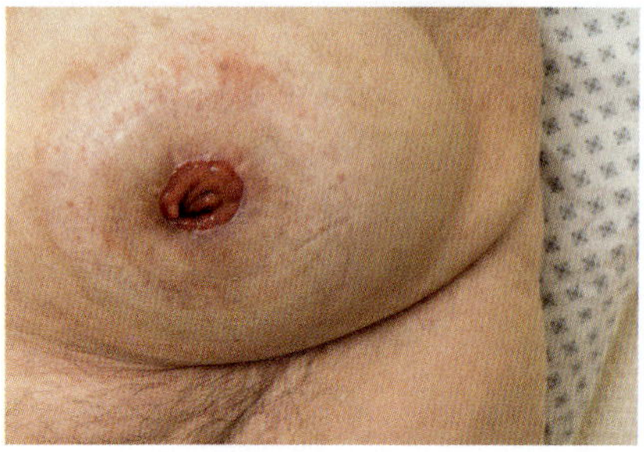

Abb. 3.46 Intaktes Stoma. Der ausgeleitete Darm liegt prominent über der Haut. Die umgebende Haut ist intakt. Prominent bedeutet: herausragend. [K115]

Merkhilfe

Stomanekrose:
Dunkelrote bis grauschwarze Stomaschleimhaut.
Der Grund dafür kann eine mangelhafte Durchblutung der Darmwand sein. Zum Beispiel durch eine zu enge, starre Stomaversorgung.
Es muss eine Anpassung des Versorgungssystems erfolgen.

Komplikationen, die auftreten können:

- Stomanekrose
- Schleimhautnekrose
- Stomaretraktion: Zurückziehen des Darms unter Hautniveau
  - sofort den Arzt informieren: eventuell Neuanlage des Stomas wegen Peritonitisgefahr (Bauchfellentzündung)
- Stomaprolaps (Vorwölbung des Stomas)
- Stomastenose: Verengung des Stomas, bleistiftförmiger Stuhl
- Stomablutung

- parastomaler Abszess
- Stomablockade: fehlende Ausscheidung, krampfartige Schmerzen, Blähbauch
- Verlegung der Stomaöffnung durch unverdauliche Speisen wie Nüsse oder Spargel

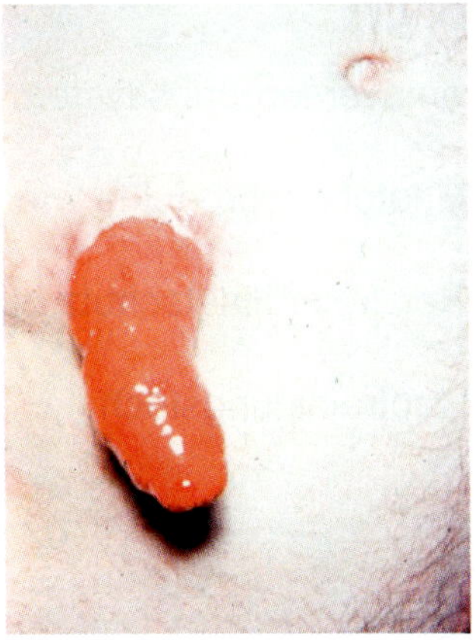

Abb. 3.47 Stomaprolaps [F288]

Durchführung der Stomaversorgung eines Enterostoma

Vorbereitung

- Den Patienten über den Ablauf der Stomaversorgung informieren. Und über die Möglichkeiten seiner Mithilfe. Leiten Sie den Patienten dabei an und beraten Sie ihn.
- Störende Kleidung ausziehen lassen. Oder mithilfe von Klammern im Stehen fixieren.
- Bei mobilen Patienten mit einem Stoma: den Wechsel im Stehen vor einem Spiegel durchführen. Bei bettlägerigen Patienten: den Wechsel in bequemer Rückenlage durchführen.

Vorbereitung der Materialien:

- Einmalhandschuhe
- Händedesinfektionsmittel
- wasserdichter Bettschutz, Abwurf
- lauwarmes Wasser in Waschschüssel
- Waschlotion: unparfümiert, pH-sauer 5,5, nicht rückfettend

- weiche, saugfähige Vlieskompressen
- Wattestäbchen
- Einmalrasierer
- Schablone zur Anpassung, Stift und Schere
- Stomaversorgungssystem und Hilfsmittel zur Stomaversorgung:
  - Hautpflegeprodukte wie Cavilon®
  - Reizfreier Hautschutz oder geeignete Pflasterentferner wie ConvaCare®
  - Hautreinigungstuch
- Spiegel

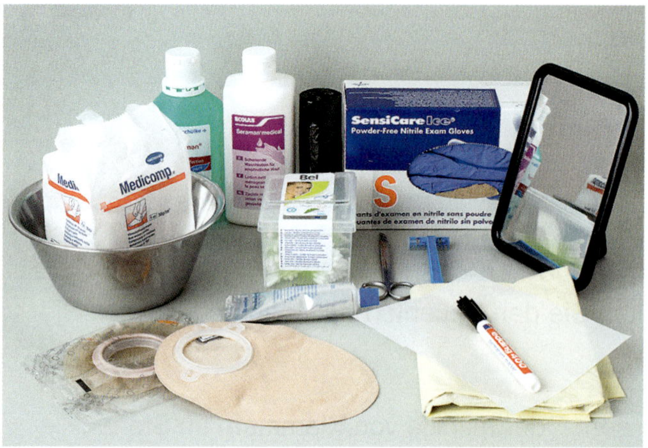

Abb. 3.48 Vorbereitete Materialien zur Stomaversorgung [K115]

Durchführung

- Händedesinfektion. Einmalhandschuhe anziehen.
- Die Basisplatte und den Beutel vorsichtig von oben nach unten entfernen.
- Bei einem Stoma mit Reiter: Den Reiter beim Ablösen der Basisplatte nicht entfernen.
- Beobachtung der Ausscheidung. Den Beutel anschließend verwerfen.

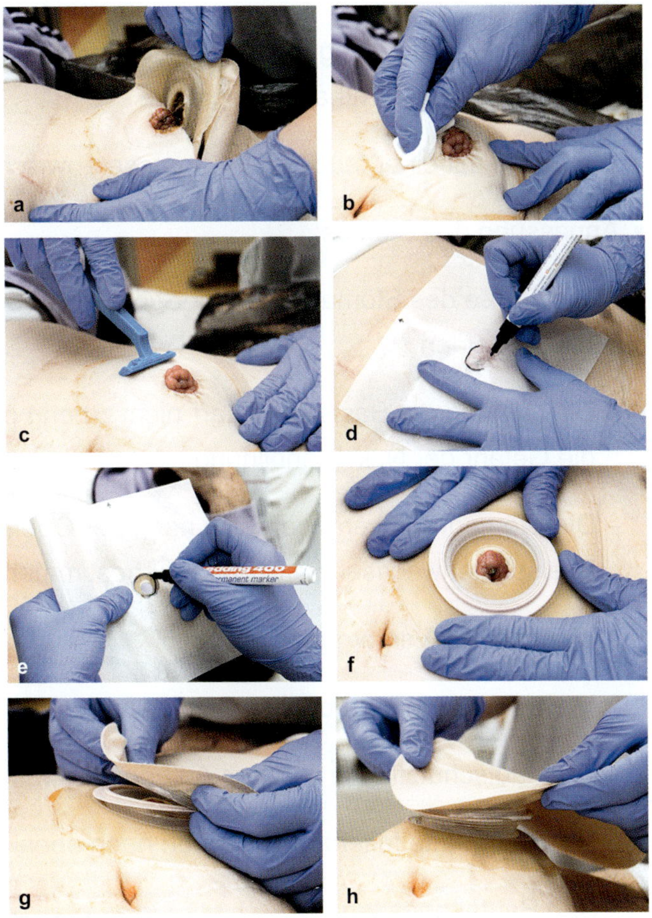

Abb. 3.49 Versorgung eines Enterostomas: a) Die Basisplatte und den Beutel von oben nach unten entfernen. b) Die Stomaumgebung zum Stoma hin reinigen. c) Bei Bedarf die Haut um das Enterostoma rasieren. Und zwar vom Stoma weg. d) Eine Schablone anfertigen, um die Größe des Stomas zu ermitteln. e) Die Basisplatte mithilfe der erstellten Schablone anpassen und zuschneiden. f) Die angepasste Basisplatte faltenfrei anbringen. g) Den Auffangbeutel auf der Basisplatte durch leichtes Andrücken befestigen, bis er einrastet. h) Den Beutel leicht anheben, um den korrekten Sitz zu überprüfen. [K115]

- Reinigung
  - Haut mit weichen, saugfähigen Vlieskompressen und klarem Wasser reinigen. Bei stark verschmutzter Haut: Verwendung von pH-neutralen, nicht rückfettenden Waschlotionen und Reinigungslotionen.
  - Reste der Pasten müssen nicht entfernt werden. Außer sie sind verschmutzt. Die Entfernung mit einer trockenen Kompresse ist leichter als mit einer feuchten Kompresse.
  - Bei Enterostoma: von außen nach innen, also zum Stoma hin wischen. So wird eine Keimverschleppung in die Umgebung vermieden. Bei einem doppelläufigen Enterostoma auch unter dem Reiter reinigen.
  - Bei Urostoma: von innen nach außen, also vom Stoma weg wischen. So wird ein Harnweginfekt vermieden.
  - Waschlotion mit klarem Wasser entfernen. Haut mit Vlieskompressen trocken tupfen. Rand des Stomas oder verschmutzte Basisplatte mit Wattestäbchen reinigen.

- Beobachtung des Stomas und der Stomaumgebung.
- Haare in der Stomaumgebung sorgfältig mit einem Einmalrasierer vom Stoma weg entfernen. Nie mit Enthaarungscreme!
- Die Haare mit einer feuchten Kompresse abwischen. Die Haut trocken tupfen.
- Anpassung des Stomas:
  - Die Größe des Stomas mit einer Schablone bestimmen. Einzeichnen und ausschneiden.
  - Die Öffnung der Basisplatte darf nicht zu eng oder zu groß sein. Sonst besteht die Gefahr der Nekrosenbildung oder der Hautreizung durch Stuhl.
  - Die Stomagröße verändert sich nach der Operation. Deshalb bei jedem Basisplattenwechsel die Größe neu bestimmen.
- Anbringen des Versorgungsystems:
  - Narben und Hautunebenheiten mit zimmerwarmer Stomapaste einreiben.
  - Die Hautschutzfläche vor dem Aufbringen zwischen den Händen reiben.
  - Die Basisplatte faltenfrei von unten nach oben anbringen.
  - Den Beutel entfalten.
  - Das Beutelsystem und die Platte von unten nach oben faltenfrei anlegen. Leicht andrücken.
  - Den Beutel leicht anheben, um den korrekten Sitz zu überprüfen.

Nachbereitung

- Unterstützung bei der Positionierung. Unterstützung beim Ankleiden.
- Einmalartikel und Abwurf rasch entsorgen.
- Dokumentation der Maßnahme, Beobachtungen und Komplikationen.
- Beurteilung der Selbstständigkeit des Patienten.

Entleerung eines Ausstreifbeutels

- Händedesinfektion. Einmalhandschuhe anziehen.
- Die Verschlussklemme öffnen und den Stuhl in ein Auffanggefäß ablassen. Zum Beispiel in ein Steckbecken oder in eine Nierenschale.

- Den Beutel von oben nach unten ausstreifen.
- Die Beutelöffnung mit Toilettenpapier oder Zellstoff reinigen.
- Den Beutel sicher mit der Klammer verschließen.

Psychische Begleitung

Wenn Patienten vor der Anlage eines Stomas stehen, dann benötigen sie eine psychische Begleitung.
Die Angst vor der neuen Situation ist groß. Schamgefühle sind vorhanden. Pflegefachpersonen schaffen eine Vertrauensbasis. Sie beziehen auch die Angehörigen mit ein.
Pflegefachpersonen stellen den Kontakt zu einem Stomatherapeuten her. Es gibt auch Selbsthilfegruppen für Menschen mit einem Stoma. Dort gibt es Unterstützung bei:

- Schamgefühlen
- Ekel
- Hilflosigkeit
- Umgang mit den Stomamaterialien

Beratung für Menschen mit einem Enterostoma

Pflegefachpersonen beraten den Patienten zu:

- **Ernährung**: Eine ausgewogene Ernährung ist ausreichend. Diäten sind nicht notwendig. Nach der Operation findet ein Kostaufbau statt. Ballaststoffreiche Nahrung muss gut gekaut werden. Über einen bestimmten Zeitraum kann ein Ernährungsprotokoll geführt werden. So können körperliche Reaktionen auf Nahrungsmittel festgestellt werden. Zum Beispiel Obstipation oder Blähungen. Patienten mit Ileostoma sollten auf Nahrungsmittel verzichten, die eine Stomablockade auslösen können. Das sind: Pilze, Nüsse, Spargel, Trockenobst, Zwiebeln. Auf ausreichend Flüssigkeit sollte geachtet werden.
- **Geruchsbildung**: Menschen mit einem Stoma haben oft Angst davor, unangenehme Gerüche zu verbreiten. Pflegefachpersonen beraten sie zu Möglichkeiten wie einem Kohlefilter. Der Kohlefilter ist feuchtigkeitsempfindlich. Er sollte deshalb beim Duschen geschützt werden. Der Filter verliert nach 12 Stunden seine Wirkung. Pflegefachpersonen empfehlen außerdem: die Nutzung eines Deodorants, ein rasches Entleeren des Beutels und eine Ernährungsberatung. Bei der Ernährungsberatung kann die Ursache für stark riechende Stühle herausgefunden werden.

- **Bewegung**: Sportarten mit zu hoher Bauchdeckenbelastung sollten vermieden werden. Zum Beispiel Rudern oder Gewichtheben. Gürtel können durch Hosenträger ersetzt werden. Bei Ballspielen zum Schutz eine Prolapskappe tragen. Bauchraumschützende und bauchraumstärkende Sportarten sind: Wandern, Nordic Walking, Radfahren, Schwimmen, Inline-Skaten. Niesen und Husten sollten bauchraumschützend durchgeführt werden. Ebenso Positionswechsel.

Es dürfen keine schweren Lasten gehoben werden. Maximalgewicht: 10 Kilogramm.

- **Partnerschaft** und Sexualität: Patienten mit einem Stoma werden motiviert, ihre Befürchtungen in der Partnerschaft offen anzusprechen und Zärtlichkeit beizubehalten. Für intime Stunden bieten sich Hilfsmittel an. Zum Beispiel blickdichte Beutel oder Stomawäsche. Frauen können nach einer Wartezeit von 1 bis 2 Jahren Kinder bekommen.
- **Soziale Fragen**: Beantragung eines Schwerbehindertenausweises. Anschlussbehandlungen oder einer Kur.
- **Medikamente**: Manche Medikamente können Probleme verursachen.

Pflegefachpersonen organisieren eine professionelle Übergabe an den ambulanten Pflegedienst oder die Pflegeeinrichtung.
Sie stellen Stomaträgern Informationsmaterialien zur Verfügung:

- Wo können Pflegehilfsmittel bezogen werden?
- Schriftliche Beschreibung der Stomaversorgung.
- Broschüren über das Versorgungssystem.
- Anschrift und Telefonnummer von: Klinik, Stomatherapeuten und Ärzten sowie die Kontaktadresse der Deutschen ILCO (Selbsthilfeverband für Stomaträger).

Pflege beim Urostoma

Besonderheiten bei der Versorgung eines Urostomas sind:

- Urostomasystem: Bei inkontinenter Harnableitung muss dauernd ein Auffangbeutel getragen werden. Denn es tritt ständig Urin aus der Hautöffnung aus.
- Hygiene: Beim Säubern der Haut vom Stoma weg wischen. Dadurch wird ein Harnwegsinfekt vermieden.

- Wechselintervall: Beim Urostoma ohne Komplikationen wird bei einteiligen Systemen ein tägliches Wechseln empfohlen. Bei zweiteiligen Systemen kann die Basisplatte bis zu 3 Tagen verbleiben. Der Beutel soll einmal täglich gewechselt werden.
- Wechsel: Der Wechsel soll morgens vor dem Frühstück gemacht werden. Dann ist der Urinfluss am geringsten. Vor dem Wechsel den Patienten zum Husten auffordern. Dadurch wird der restliche Urin aus der Blase in den Beutel ausgeschieden. Wenn möglich den Beutel über dem Waschbecken oder der Toilette wechseln. Nach dem Entfernen der Basisplatte den abfließenden Urin mit Kompressen abtupfen.

Komplikationen beim Urostoma

Pflegefachpersonen achten auf Komplikationen eines Stomas.

- Urinverhaltung und **Harnstau**: Eine plötzlich herabgesetzte Urinausscheidung muss sofort an den Arzt gemeldet werden. Es kann eine Ureterabknickung oder Ureterverstopfung vorliegen. Eine Verstopfung des Katheters kann sich auch anhand einer *Paravasation* (Urinabgang neben dem Katheter) zeigen. Wenn der Katheter verstopft ist, dann haben Patienten Schmerzen. Und die Patienten haben das Gefühl, urinieren zu müssen, aber nicht zu können. Der Arzt überprüft die Lage des Katheters, ändert die Lage und kann den Katheter spülen.
- **Bildung von Harnkristallen** durch: verminderte Flüssigkeitszufuhr, alkalischen pH-Wert des Urins oder wiederkehrende Harnwegsinfekte. Harnkristallbildung kann das Stoma verletzen und undicht machen. Pflegefachpersonen fordern Urostomaträger daher zum regelmäßigen Trinken auf. Der Urin sollte angesäuert werden durch: schwarzen Tee, Cranberrysaft oder Johannisbeersaft. Die Kristalle können mit medizinischem Essig aufgelöst werden. Der pH-Wert des Urins wird mit einem Streifen-Schnelltest überprüft.
- **Harnwegsinfekt**: Pflegefachpersonen achten auf Symptome wie: Fieber, allgemeines Krankheitsgefühl, Schmerzen in der Nierengegend und auffälligen Uringeruch. Aufgrund der Gefahr aufsteigender Keime in die Niere wird der Arzt sofort informiert. Der Arzt entscheidet dann über die Gabe von Antibiotika.

Medikamente

Laxanzien

Begriffserklärung

Laxanzien sind Abführmittel. Das sind Arzneimittel zur Förderung und Erleichterung der Darmentleerung. Sie werden eingesetzt:

- vor diagnostischen Untersuchungen
- bei Schmerzen in der Analregion
- nach Operationen
- zur Vermeidung von starkem Pressen
- bei Obstipation

Laxanzien werden nach ihrer Wirkungsweise unterschieden:

- **Gleitmittel** wirken durch einen „Schmiereffekt“. Zum Beispiel: Glyzerinzäpfchen.
- **Füllstoffe** und **Quellstoffe** quellen im Darm auf. Dadurch steigern sie die Peristaltik. Sie müssen mit viel Flüssigkeit aufgenommen werden. Zum Beispiel: Leinsamen, Flohsamenschalen (zum Beispiel Mucofalk®).
- **Osmolaxanzien** halten osmotisch Wasser im Darm zurück. Dadurch wird der Stuhl weich. Zum Beispiel: Laktulose (Bifiteral®), Macrogol (Laxofalk®, Movicol®). Sie müssen mit viel Flüssigkeit eingenommen werden. Vor dauerhafter Einnahme wird wegen der Gefahr einer Elektrolytverschiebung gewarnt.
- **Antiresorptiv wirkende Laxanzien** (schleimhautreizende Laxanzien) hemmen durch Irritation der Darmschleimhaut die Resorption von Natrium und Flüssigkeit. Zum Beispiel: Bisacodyl (Dulcolax®), Natriumpicosulfat (Laxoberal®).

Laxanzien sind in Apotheken frei erhältlich. Viele Menschen mit Obstipation therapieren sich deshalb selbst.
Chronischer Gebrauch von Laxanzien führt zu:

- Elektrolytverschiebung
- Blähungen
- Bauchschmerzen
- irreversiblen Strukturveränderungen des Darms
- Abhängigkeit (Laxanzienabusus)

Pflegefachpersonen achten auf Anzeichen von Laxanzienabusus wie Sammeln oder wiederholtes Einfordern von Laxanzien.

Suppositorien

Begriffserklärung

Suppositorium (Mehrzahl: Suppositorien) sind Zäpfchen: eine Form von Medikamenten. Meistens Einführung in das Rektum (Rektalzäpfchen). Aber auch in die Vagina (Vaginalzäpfchen).

Suppositorien bestehen aus einem pharmazeutischen Wirkstoff und einer Fettgrundlage. Suppositorien werden in den Enddarm eingeführt. Dort löst sich die Grundmasse auf. Und zwar durch die Körpertemperatur und den Kontakt mit Flüssigkeit. Dadurch wird der Wirkstoff freigesetzt.

Suppositorien unterscheiden sich in der Wirksamkeit:

- Lokale Wirksamkeit: als Abführmittel (Dulcolax®), bei Hämorrhoiden (Jelliproct®) oder Entzündungen (Salofalk®).
- Systemische Wirksamkeit: Aufnahme des Wirkstoffs über die Darmschleimhaut und Verteilung im Blutkreislauf. Wird bei Patienten mit Übelkeit (Vomex A®) oder Schmerzen (ben-u-ron®) angewendet.

Die Gabe von Suppositorien bietet sich auch in folgenden Fällen an: bei bestehenden Schluckbeschwerden, bei schlechtem Allgemeinzustand und Bewusstlosigkeit und vor allem bei Säuglingen und Kleinkindern.
Die Gabe erfolgt im Idealfall in Seitenlage oder in Rückenlage mit angezogenen Beinen.

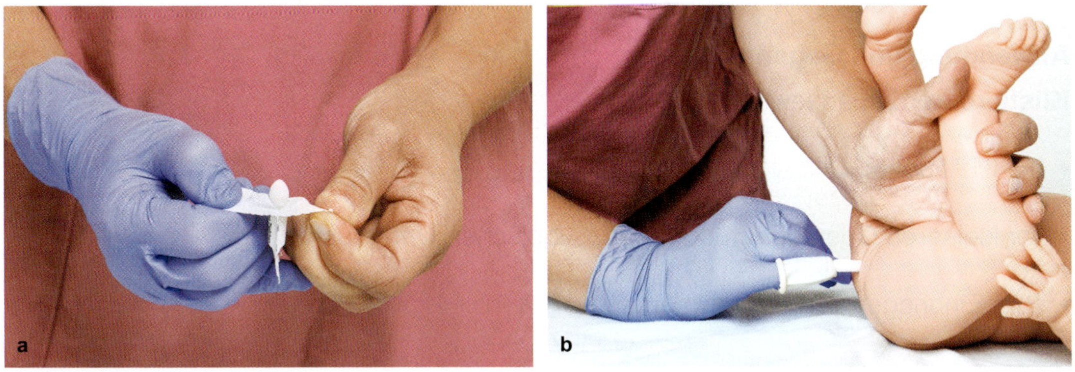

Abb. 3.50 Gabe von Suppositorien [K115]

Klistier, Einlauf, Darmspülung

Begriffserklärung

Klistier: Einbringen einer kleinen Flüssigkeitsmenge ins Rektum.
Einlauf: Retrogrades (rückläufiges) Einbringen großer Flüssigkeitsmengen in den Mastdarm. Flüssigkeitsmenge: bis zu 2 Liter.
Darmspülung: Einbringen von bis zu 5 Liter Flüssigkeit in den Mastdarm. Ziel ist es, eine Reinigung größerer Darmabschnitte durchzuführen.

Wirkungsweise

Die Wirkungsweise von Klistieren und Einläufen auf die Darmschleimhaut und die Darmmuskulatur erfolgt anhand unterschiedlicher Reize:

- **Mechanischer Reiz**: Man unterscheidet zwischen dem ersten mechanischen Reiz und dem zweiten mechanischen Reiz. Der erste mechanische Reiz entsteht durch das Einführen des Darmrohrs. Der zweite mechanische Reiz entsteht durch die Dehnung der Darmwand aufgrund der eingebrachten Spülflüssigkeit. Durch die Reizung der Dehnungsrezeptoren wird die Peristaltik in Dickdarm und Rektum verstärkt. Dadurch wird die Entleerung erleichtert.

- **Thermischer Reiz**: Je kühler die Spülflüssigkeit, desto größer ist der thermische Reiz. Kühlere Spülflüssigkeiten werden nur in Absprache mit dem Arzt gegeben. Sie können schwere Krämpfe auslösen. Die Spülflüssigkeit ist normalerweise körperwarm.

- **Chemisch-osmotischer Reiz**: Die Spülflüssigkeit besteht aus Leitungswasser und enthält keine Zusätze. In Absprache mit dem Arzt können in 1 l Wasser 20 ml Glyzerin oder Glaubersalz gelöst werden. Die Folge ist eine verstärkte Sekretion der Darmschleimhaut. Das ist der chemische Reiz. Oder ein wasserziehender Effekt als osmotischer Reiz.

Anwendung und Gegenanzeigen

Klistiere werden angewendet:

- bei Obstipation
- vor kleineren Operationen oder endoskopischen Untersuchungen
- zum Einbringen von Medikamenten

Vorsicht

Nicht angewendet werden dürfen **Klistiere** bei:

- unklaren Beschwerden im Bauchraum
- Blutungen im Magen-Darm-Trakt
- Perforationen des Darms
- akuter Peritonitis (Bauchfellentzündung)
- mechanischem Ileus
- Vaginalfisteln
- Rektalfisteln
- nach Operationen am Enddarm und Anus
- Frühschwangerschaften
- Gefahr einer Fehlgeburt

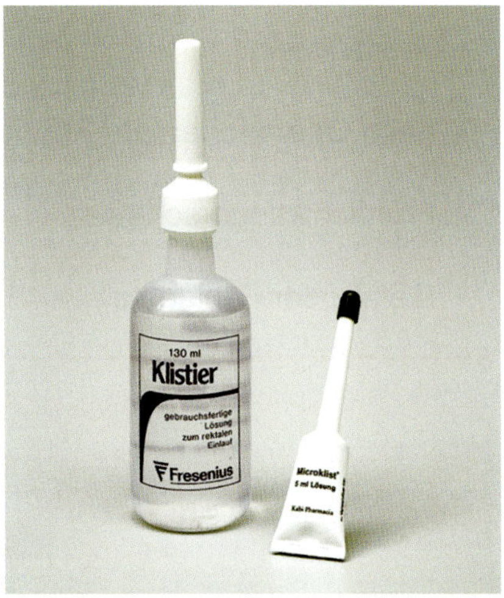

Abb. 3.51 Einmalklistier und Miniklistier [K183]

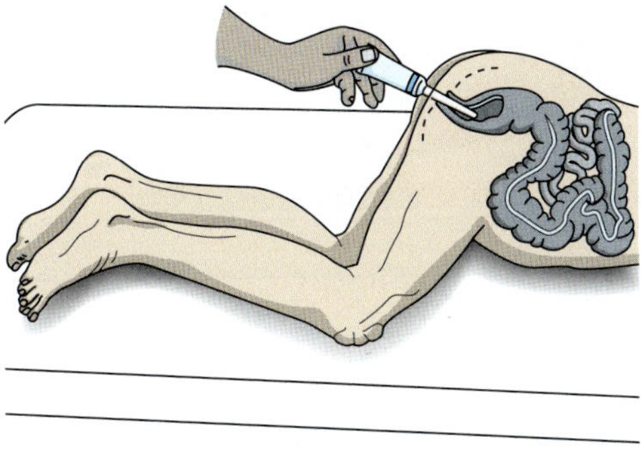

Abb. 3.52 Anwendung eines Klistiers [L138]

Einläufe werden angewendet:

- bei starker Obstipation
- vor Operationen
- zur Geburtsvorbereitung
- vor Kontrastmitteleinläufen

Vorsicht

Nicht angewendet werden dürfen Einläufe bei:

- unklaren Beschwerden im Bauchraum
- Blutungen im Magen-Darm-Trakt
- Perforationen des Darms
- akuter Peritonitis (Bauchfellentzündung)
- mechanischem Ileus
- Vaginalfisteln
- Rektalfisteln
- nach Operationen am Enddarm und Anus
- Frühschwangerschaften
- Gefahr der Fehlgeburt

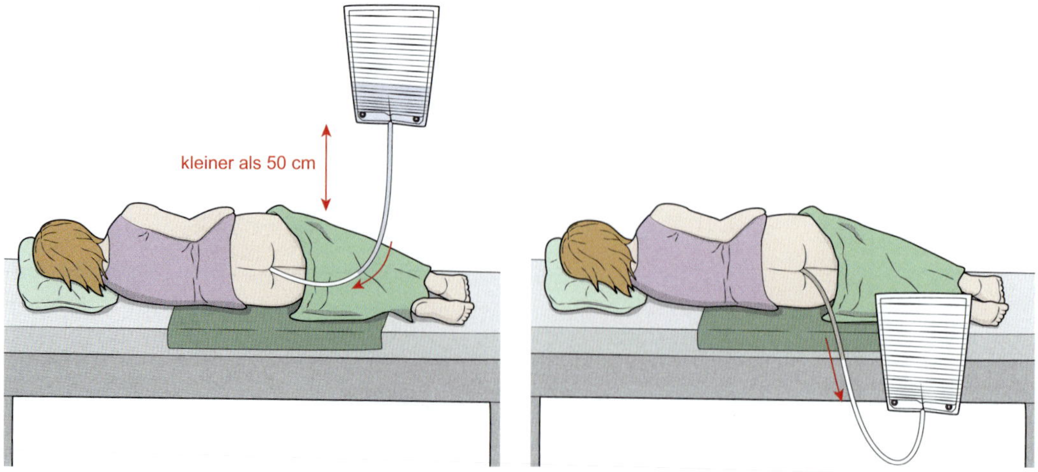

Abb. 3.53 Schwenkeinlauf. Nach Einlaufen der Spülflüssigkeit wird der Beutel unter das Patientenniveau gesenkt. So kann die Flüssigkeit wieder zurücklaufen. [L264]

Darmspülungen werden angewendet:

- vor großen Darmoperationen
- vor Koloskopien
- vor bildgebenden Verfahren, die den Bauchraum betreffen
- nach Vergiftungen
- wenn Spüllösungen nicht getrunken werden können

Vorsicht

Darmspülungen dürfen nicht angewendet werden bei:

- unklaren Beschwerden im Bauchraum
- Blutungen im Magen-Darm-Trakt
- Perforationen des Darms
- akuter Peritonitis (Bauchfellentzündung)
- mechanischem Ileus
- Vaginalfisteln
- Rektalfisteln
- nach Operationen am Enddarm und Anus
- Frühschwangerschaften
- Gefahr der Fehlgeburt

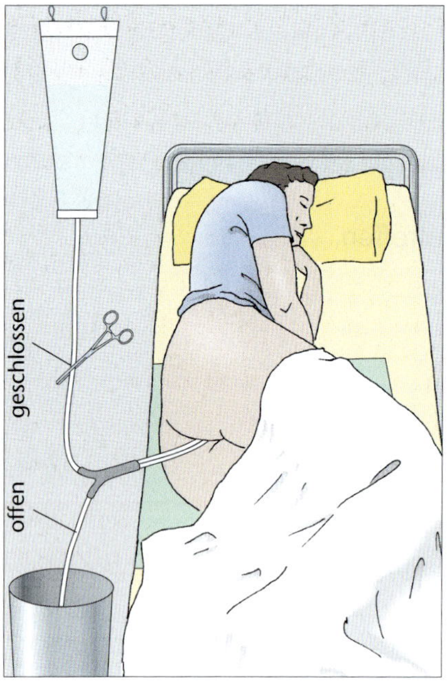

Abb. 3.54 Darmspülung [L190]

Beim Einbringen von Flüssigkeiten in Enddarm und Mastdarm gilt:

- Einläufe werden vor den Mahlzeiten durchgeführt. Es kann sonst zu Erbrechen kommen.
- Niemals Darmrohr oder Einflussrohr gegen einen Widerstand weiterschieben. Die Darmwand kann sonst verletzt werden.
- Im Liegen durchführen. Es kann durch die Kreislaufbelastung zu Schwäche, Stürzen und Verletzungen kommen.
- Die Flüssigkeit ist körperwarm.
- Kontrolle der Vitalzeichen durchführen

4 Harninkontinenz

Begriffserklärung

Harninkontinenz: Jeder unwillkürliche Harnverlust zu unpassender Zeit.
Oder an unpassendem Ort. Ab dem 6. Lebensjahr.
Das Fachwort für „durch den eigenen Willen" körperliche Vorgänge steuern zu können heißt: *willkürlich*.

Harninkontinenz tritt weltweit auf. Bei Menschen in jedem Lebensalter.
Frauen sind häufiger betroffen als Männer.
In Pflegeeinrichtungen sind bis zu 80 Prozent der Bewohner **harninkontinent**.
In der Gesellschaft wird nicht gerne über Harninkontinenz gesprochen.
Viele Menschen leiden unter Harninkontinenz. Und sie erzählen niemandem davon.
Pflegefachpersonen berücksichtigen dies bei der Anamnese. Sie gehen einfühlsam auf das Thema ein.

4.1 Wie wirkt sich Harninkontinenz aus?

Harninkontinenz wird von betroffenen Menschen als starke Belastung erlebt.
Das Selbstbewusstsein nimmt ab.
Es ist nicht mehr selbstverständlich, durch den eigenen Willen Wasser lassen zu können.
Folgen von Harninkontinenz sind:

- Scham
- Selbstzweifel
- soziale Isolation
- Notlügen
- Verschlechterung der Lebensqualität

Pflegefachpersonen beachten solche Anzeichen. Sie helfen dem Patienten, sich aktiv mit der Situation auseinanderzusetzen. Lösungswege werden erarbeitet.
Pflegefachpersonen gehen dabei behutsam vor.

Patienten empfinden häufig Kontrollverlust. Denn es ist unangenehm, jemand anderen in Kontakt mit seinen Ausscheidungen kommen zu lassen.

Körperliche Auswirkungen

Patienten mit Harninkontinenz trinken oft weniger. Dadurch fühlen sie sich unwohl und erschöpft. Auch Schlafstörungen treten auf.
Durch häufiges Waschen im Intimbereich treten Entzündungen und Schmerzen auf. Das Tragen von nassen Inkontinenzhilfsmitteln führt zu Entzündungen.

Veränderungen im Verhalten

Patienten mit Harninkontinenz ändern ihr Verhalten. Dies erkennt man an:

- verstärkten Hygienemaßnahmen
- Änderung des Kleidungsstils, zum Beispiel weite Kleidung
- ständiger Suche nach einer Toilette

Psychische und soziale Auswirkungen

Weitere Auswirkungen sind:

- Angst und Unsicherheit
- Kontrollverlust, Wut und Ärger
- Scham, Ekel
- eingeschränkte soziale Aktivität
- eingeschränkte soziale Beziehungen
- Probleme in Partnerschaft und Sexualität
- finanzielle Belastung

4.2 Welche Risikofaktoren führen zur Harninkontinenz?

Pflegefachpersonen kennen mögliche Risikofaktoren für das Entstehen einer Harninkontinenz.

Es wird unterschieden in:

- plötzlich eintretende Inkontinenz
- schleichend eintretende Inkontinenz
- geschlechtsunabhängige Risikofaktoren
- geschlechtsspezifische Risikofaktoren

Geschlechtsunabhängige Risikofaktoren

- Zunehmendes Alter. Ab dem 50. Lebensjahr durch Veränderung der Blase und des Beckenbodens.
- Kognitive Einschränkungen: bei eingeschränktem Erinnerungsvermögen oder verminderter Kommunikationsfähigkeit.
- Körperliche Einschränkungen. Zum Beispiel Immobilität oder eingeschränkte Fingerfertigkeit, die das Entkleiden auf der Toilette erschwert.
- Veränderte Umweltbedingungen bei körperlichen oder kognitiven Einschränkungen. Zum Beispiel zu weit entfernte Toilette.
- Erkrankungen. Zum Beispiel: Schlaganfall, Multiple Sklerose, Morbus Parkinson, Demenz, Diabetes.
- Harnwegsinfektionen.
- Medikamente. Zum Beispiel: Diuretika, Neuroleptika.
- Obstipation.
- Belastung des Beckenbodens bei körperlicher Betätigung.

Spezielle Risikofaktoren bei Frauen

- Starke Belastung des Beckenbodens durch: Schwangerschaften und vaginale Entbindungen, Verletzungen bei der Geburt, *Episiotomie* (Dammschnitt).
- Wechseljahre (*Klimakterium*) bewirken ein Absinken des Östrogenspiegels und eine Veränderung der Vaginalschleimhaut.
- Übergewicht.
- *Hysterektomie* (Gebärmutterentfernung).
- *Prolaps*-Operationen (OPs bei Gebärmuttermuttervorfall).

- *Enuresis* (Einnässen nach dem 5. Geburtstag) in der Kindheit.
- Sexuelle Gewalt mit Verletzungen im Beckenbodenbereich und Vaginalbereich.

Spezielle Risikofaktoren bei Männern

- Veränderungen der Prostata.
- Operationen der Prostata. Zum Beispiel *Prostatektomie* (Entfernung der Prostata).

Risikogruppen für Harninkontinenz
Aus den Risikofaktoren lassen sich Risikogruppen bilden:

- Kognitiv oder körperlich eingeschränkte Personen.
- Frauen während oder nach der Schwangerschaft. Und Frauen in den Wechseljahren.
- Männer mit Veränderungen der Prostata.

4.3 Welche Inkontinenzformen gibt es?

Formen von Inkontinenz unterscheiden sich in:

- funktionelle Störungen
- Veränderungen der Speicherfunktion und Veränderungen der Entleerungsfunktion

Funktionelle Harninkontinenz

Funktionelle Harninkontinenz heißt: Ein normalerweise kontinenter Mensch schafft es nicht, rechtzeitig auf die die Toilette zu gehen, um willkürlich Urin abzulassen. Die funktionelle Harninkontinenz liegt vor allem bei Patienten vor, die in ihrer Bewegung oder kognitiv eingeschränkt sind. Die Patienten haben keine Störungen des Urogenitaltrakts.

Harninkontinenz aufgrund veränderter Speicherfunktion und Entleerungsfunktion

Die Speicherfunktion und die Entleerungsfunktion sind gestört bei:

- Stressinkontinenz, Belastungsinkontinenz:
  unfreiwilliger Urinabgang in Verbindung mit körperlicher Belastung. Die Harnblase kann den Urin nicht mehr ausreichend speichern. Es kommt beim Niesen, Husten

oder Tragen schwerer Lasten zu einem unwillkürlichen Urinabgang. Häufigste Ursachen: Absenkung des Beckenbodens nach der Geburt und durch die Wechseljahre, Operationen an der Prostata.

- Dranginkontinenz:
  unfreiwilliger Urinabgang mit plötzlich auftretendem, nur schwer unterdrückbarem Harndrang. Die Harnblase kann den Urin nicht mehr ausreichend speichern. Ursachen: neurogene Erkrankungen wie zum Beispiel Schlaganfall, Multiple Sklerose. Oder Harnwegsinfekte, Blasensteine, Stress, Kaffeekonsum und Alkoholkonsum.
- Mischinkontinenz:
  unfreiwilliger Urinabgang mit Harndrang und bei körperlicher Belastung.
- Extraurethrale Inkontinenz:
  ständiger Urinverlust über andere Kanäle als die Harnröhre. Zum Beispiel: über eine Blasen-Scheiden-Fistel oder Blasen-Darm-Fistel. Das Fachwort für außerhalb der Harnröhre heißt: *extraurethral*. Der Urin läuft bei einer Blasen-Scheiden-Fistel aus der Blase über eine Fistel in die Vagina und wird von dort ausgeschieden. Die Speicherfunkiton **und** die Entleerungsfunktion der Blase sind gestört. Die Gefahr einer Harnwegsinfektion ist erhöht.
  Eine *Fistel* ist eine Verbindung zwischen zwei anatomischen Strukturen.
- Inkontinenz bei chronischer Harnretention:
  unfreiwilliger Urinverlust. *Chronische Harnretention* heißt: Bildung von Restharn aufgrund unvollständiger Entleerung der Blase. Aufgrund der gestörten Entleerungsfunktion nimmt die Blasenfüllung zu. Ab einem gewissen Füllvolumen läuft die Blase über. Ursachen können sein: Nervenschädigungen durch Schädigung des Rückenmarks oder Abflusshindernisse wie Tumoren.
- Unkategorisierbare Inkontinenz:
  unfreiwilliger Urinverlust kann aufgrund der Symptome und Befunde nicht eindeutig zugeordnet werden.

4.4 Welche Symptome gibt es bei Harninkontinenz?

Symptome der Harninkontinenz treten bei den unterschiedlichen Formen in unterschiedlicher Stärke auf:

- unfreiwilliger Urinverlust
  - bei körperlicher Belastung wie Niesen oder Husten
  - bei körperlicher Anstrengung
  - mit Harndrang einhergehend
- eingeschränktes Gefühl für die Füllung der Blase
- Gefühl der nicht vollständig geleerten Blase
- Pollakisurie, Nykturie
- veränderte Miktion
  - verzögerter Beginn
  - Pressen beim Wasserlassen
  - Tröpfeln nach dem Urinieren
  - Brennen beim Wasserlassen
- überaktive Blase
- ständiger Harndrang
- Einnässen
- nächtliches Einnässen

4.5 Wie stellt man eine Harninkontinenz fest?

Zur Feststellung der Harninkontinenz erfassen Pflegefachpersonen die *Anamnese*.
Pflegefachpersonen kennen die Symptome, die für eine Inkontinenz sprechen.
Pflegefachpersonen orientieren sich an den Risikofaktoren.
Bei der Anamnese ist ein behutsames Vorgehen erforderlich. Betroffene schämen sich oft für ihre Inkontinenz.

Folgende Fragen werden im Expertenstandard für Harninkontinenz empfohlen:

- Verlieren Sie ungewollt Urin?
- Verlieren Sie Urin, wenn Sie husten, lachen oder sich körperlich betätigen?
- Verlieren Sie Urin auf dem Weg zur Toilette?

- Tragen Sie Vorlagen, um Urin aufzufangen?
- Verspüren Sie häufig starken Harndrang?
- Müssen Sie pressen, um Wasser zu lassen?

Wenn Patienten nicht auf Fragen reagieren, dann achten Pflegefachpersonen auf folgende Anzeichen. Diese Anzeichen können Hinweise für eine Harninkontinenz sein:

- verminderte Flüssigkeitszufuhr
- häufige Toilettengänge
- prophylaktisches (vorbeugendes) Tragen von Vorlagen
- Verstecken von verunreinigter Kleidung
- Wunsch, das Bett selbst zu beziehen
- auffälliger Geruch
- Hautveränderungen im Intimbereich

Weitere Maßnahmen zur Feststellung einer Inkontinenz:

- Anamnese der Medikation
- Anamnese von Vorerkrankungen und Begleiterkrankungen
- Anamnese der psychischen und sozialen Situation sowie Fragen nach der Lebensqualität
- körperliche Untersuchung: Körpergewicht, Veränderung des Genitals
- medizinisch-diagnostische Maßnahmen wie:
  - Sonografie: vergrößerte Prostata?
  - urodynamische Untersuchung: intakter Schließmuskel?
  - Urinuntersuchung: Harnwegsinfekt?
  - Blutuntersuchung: Entzündungen, Leukozyten, Infekte?
- Auswertung der Instrumente und Methoden zur Einschätzung der Harninkontinenz. Zum Beispiel: Miktionsprotokoll, Pad-Test.

4.6 Welche Maßnahmen zur Kontinenzförderung gibt es?

Maßnahmen zur Kontinenzförderung können zwei Ansätze haben:

- präventiv oder kontinenzerhaltend
- kontinenzfördernd

Die *Prävention* (Vorbeugung) der Harninkontinenz oder **kontinenzerhaltende Maßnahmen** richten sich an:

- Patienten, die aufgrund der Risikofaktoren bedroht sind, eine Inkontinenz zu entwickeln:
  - Schwangere: Beckenbodentraining, um eine Inkontinenz nach der Geburt zu vermeiden.
  - Harninkontinenz durch Harnwegsinfekte: hygienisches Arbeiten beim Katheterisieren oder bei der Intimpflege.

Kontinenzfördernde Maßnahmen richten sich an:

- Patienten bei bestehender Harninkontinenz.
  Pflegende erarbeiten gemeinsam mit den Patienten Ziele. Zum Beispiel: Bei einem kognitiv eingeschränkten Patienten wird der Toilettengangs zu festgelegten Zeitpunkten angeboten. Oder Beckenbodentraining bei einer Frau mit gesenktem Beckenboden.

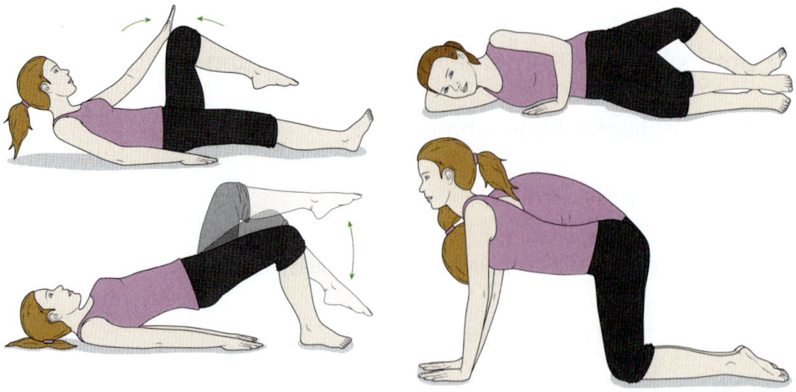

Abb. 4.1 Übungen zur Stärkung des Beckenbodens.
Pflegefachpersonen leiten Patienten dazu an. Hilfreich ist auch eine Broschüre, in der die Übungen nachgelesen werden können.
[L264]

Merkhilfe

Die Würde des Patienten wahren

Viele Handlungen, die im Alltag üblich sind, wirken auf Patienten entwürdigend. Hektische Abläufe, Routine oder Zeitmangel verletzen den Patienten in seiner Intimsphäre.

Dazu gehören: ungefragtes Öffnen der Toilettentür, Bettdecke vom Körper ziehen, Intimpflege im Beisein von Zimmernachbarn.

Wichtig ist eine am Patienten orientierte, einfühlsame Pflege. So kann die Würde des Patienten geschützt werden.

Medikamentöse Therapie

Bei der Dranginkontinenz können Medikamente den ungewollten Urinverlust reduzieren. **Urologische Spasmolytika (Krampflöser)** beruhigen die Blasenmuskulatur. Und sie erhöhen das Blasenfüllungsvolumen. Nebenwirkungen sind: Mundtrockenheit, verschwommenes Sehen, *Tachykardie* (zu hoher Puls), Übelkeit.

Allgemeine Maßnahmen zum Kontinenzerhalt und zur Kontinenzförderung

Das gesamte Team führt allgemeine Maßnahmen Kontinenzerhalt und zur Kontinenzförderung durch:

- Den Patienten zum Toilettengang motivieren.
- Auf eine angemessene Flüssigkeitszufuhr achten.
- Gewichtsreduktion anstreben durch Ernährungsberatung und Bewegung.
- Maßnahmen zur Behandlung von Obstipation durchführen.
- Förderung der Eigenständigkeit durch eine kontinenzfördernde Umgebung:
  - Den Patienten den Weg zur Toilette zeigen und begleiten.
  - Eine saubere Toilette.
  - Kurze Wege zur Toilette ohne Treppen.
  - Hilfsmittel wie Toilettenstuhl und Klingel in Griffnähe.
  - Breite Türen, um mit Rollator oder Rollstuhl hindurchfahren zu können.

  - Höhenverstellbare Toilettensitze.
  - Ausreichend Toilettenpapier, Einmalwaschlappen, Seife, Abwurf.
  - Haltegriffe neben der Toilette zur Förderung der Mobilisation und des Transfers.
  - Ausreichende Beleuchtung. Nachts das Licht anlassen.
  - Wahrung der Intimsphäre sicherstellen durch ein „Besetzt“-Schild. Oder durch leicht abschließbare Türen.
  - Eine deutliche Kennzeichnung der Toilettentür.

4

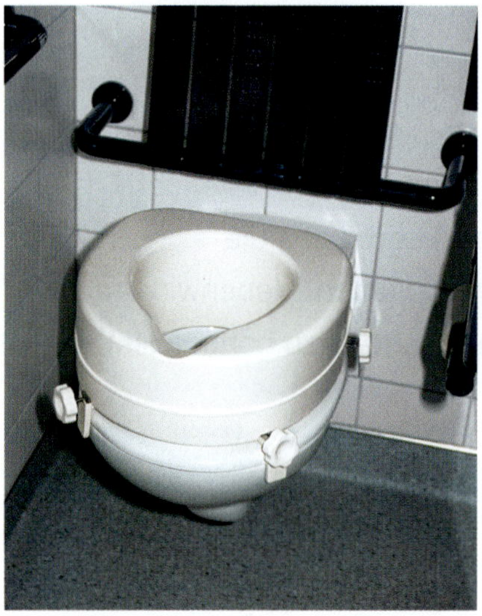

Abb. 4.2 Toilettensitzerhöhung zur Förderung der Eigenständigkeit
[M161]

- Förderung der Autonomie durch:
  - Leicht zu öffnende Kleidung:
    - Haken oder Reißverschlüsse statt Knöpfe.
    - Klettverschlüsse.
    - Hosenschlitze verlängern oder Hosen mit Gummibund.
  - Keine beengende Kleidung. Weite Kleidung kaschiert körpernahe Inkontinenzhilfsmittel.
  - Stabiles Schuhwerk für den Weg zur Toilette.
- Beratung:
  - Allgemeine Informationen
    - Harninkontinenz: Entstehung, Unterschiede
    - Auf die individuelle Situation eingehen.

- Therapiemöglichkeiten
  - operative Therapie
  - konservative Therapie, zum Beispiel Blasentraining
- Alltagsbewältigung
  - Hilfsmittel
  - Trinkverhalten
- Die Kleidung sollte bei 60 °C waschbar sein.
- Präventionsmöglichkeiten
  - vor der Entbindung
  - mit zunehmendem Alter

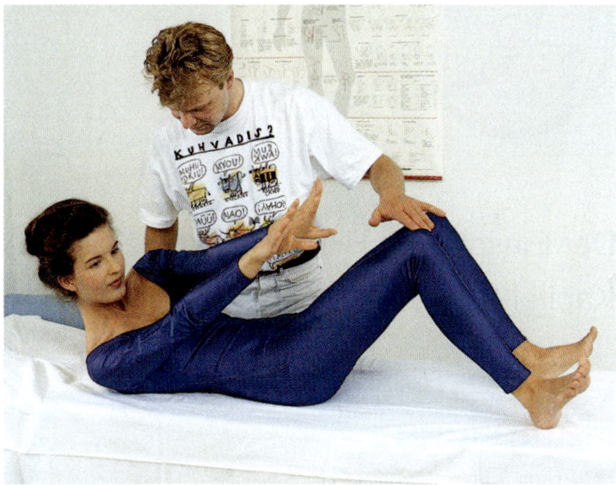

Abb. 4.3 Beckenbodengymnastik hilft zur Kontinenzerhaltung. Zum Beispiel vor der Entbindung oder im Alter.
[K102]

- Professionelle Hilfe
  - Kontinenzberater
  - Beckenbodentrainingsgruppen
  - Selbsthilfegruppen
- Austausch
- Bewältigung
- Verarbeiten des Krankheitserlebens
- Stärkung der Patientenrolle

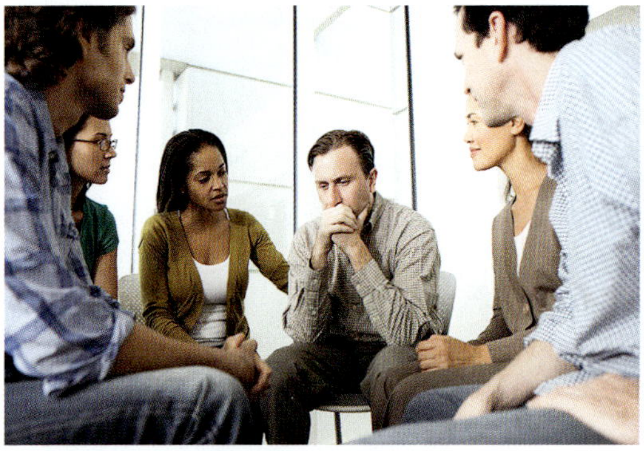

Abb. 4.4 In Selbsthilfegruppen finden sich oft Menschen mit ähnlichen Problemen. [J787]

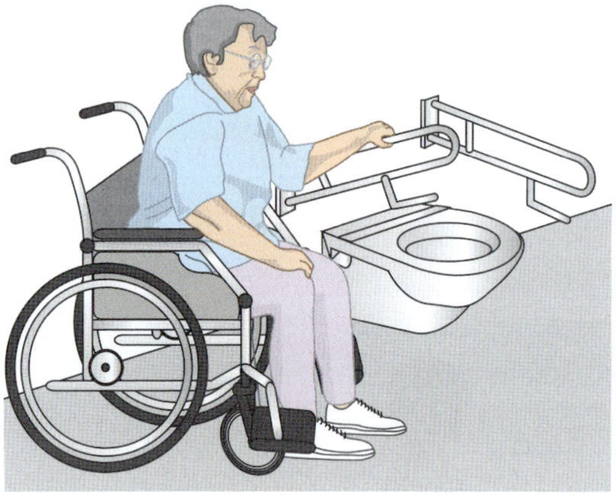

Abb. 4.5 Hilfsmittel für den Toilettengang fördern die Kontinenz. [L138]

4

Der Einsatz von Hilfsmitteln zur Unterstützung und Förderung der Kontinenz wird im Kapitel 4.1 beschrieben.

Hautpflege

Hautpflege bei Inkontinenz

Die Hautpflege bei Inkontinenz ist von großer Bedeutung, da Urin und Stuhl die Haut stark belasten:

- Feuchtigkeit weicht die Haut auf (*Mazeration* der Hornschicht) und reizt die Haut.
- Zersetzungsprodukte des Urins reizen die Haut.
- Ammoniak greift den natürlichen Säureschutzmantel der Haut an.
- Wärme durch aufsaugende Hilfsmittel unterstützt die oben genannten Vorgänge.
- Häufiges Waschen mit ungeeigneten Reinigungsprodukten und starkes Reiben belasten die Haut.

Diese Faktoren begünstigen die Vermehrung von Bakterien und Pilzen. Und sie begünstigen die Entstehung einer Hautirritation. Das Fachwort für die durch Inkontinenz hervorgerufenen Hautirritation heißt: *Inkontinenz-assoziierte Dermatitis.*

Pflegefachpersonen beobachten die Haut im Intimbereich und an den Oberschenkeln auf:

- Rötung
- Risse
- Schwellung
- Blasenbildung
- Irritationen

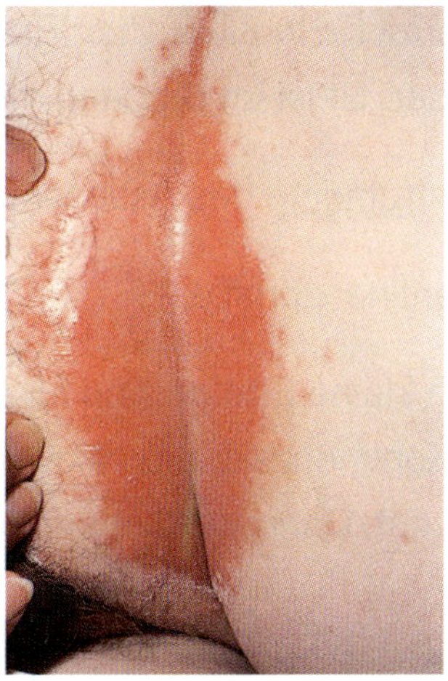

Abb. 4.6 Inkontinenz-assoziierte Dermatitis [E511]

Häufiger Kontakt mit Wasser und Seife schädigt die Haut.

Die Hautreinigung erfolgt daher:

- mit weichen schonenden Feuchttüchern und Öltüchern
- bei starker Verunreinigung mit Einmalwaschlappen und schwach sauren Waschsubstanzen mit einem pH-Wert von 5,5–6.

Anschließend wird die Haut sorgfältig trocken getupft.
Pflegefachpersonen kontrollieren regelmäßig die Hilfsmittel auf Nässe und Tragekomfort. Sie wechseln die Hilfsmittel bei Bedarf sofort.

Zur Hautpflege bei Inkontinenz verwenden Pflegefachpersonen ein auf das Hautbild abgestimmtes Pflegeprodukt.
Bei **trockener Haut** wird eine Wasser-in-Öl-Lotion verwendet.
Zum Hautschutz werden fettfreie Hautschutzlösungen oder Hautsalben verwendet.
Pasten und Puder sind nicht geeignet. Sie verursachen durch ihre abdichtende Wirkung einen Wärmestau. Durch den Wärmestau quillt die Haut auf.

Einschätzung der Situation

In regelmäßigen Zeitabständen wird die Wirksamkeit der Maßnahmen geprüft. Damit findet eine Einschätzung der Situation statt.
Das Fachwort für Einschätzung heißt: *Evaluation*.
Die Evaluation erfolgt durch das gesamte therapeutische Team. Und zusammen mit dem betroffenen Patienten und seinen Angehörigen.

Der Erfolg der Maßnahmen kann begutachtet und überprüft werden durch:

- Pflegedokumentationen.
- Formulierte Ziele. Zum Beispiel: Der Patient kennt unterschiedlich große Vorlagen. Oder: Er ist im Umgang mit Vorlagen sicher.
- Instrumente des Assessmentverfahrens wie das Miktionsprotokoll.
- Kontinenzprofile.

Auch kleine Erfolge sind für Patienten und deren Angehörige wichtig. Wenn sich die Kontinenzsituation nicht verbessert hat, dann wird nach möglichen Ursachen gesucht. Dann werden andere Maßnahmen diskutiert und ausgewählt.

5 Obstipation

Begriffserklärung

Obstipation: Verstopfung. Kein oder nur geringer Stuhlgang verbunden mit:

- starkem Pressen
- Schmerzen bei der Darmentleerung
- Bauchschmerzen
- hartem Stuhl
- Völlegefühl

Viele alte Menschen entwickeln beim Einzug in eine stationäre Pflegeeinrichtung eine Obstipation. Das liegt an der räumlichen Veränderung.
Frauen leiden doppelt so häufig wie Männer an einer Obstipation.
Die Obstipation ist ein Symptom und keine Krankheit. Deshalb muss die Ursache herausgefunden werden.

5.1 Welche Formen und Ursachen der Obstipation gibt es?

Die Obstipation kann organisch oder funktionell bedingt sein.
Organisch bedingt bedeutet: Eine Erkrankung ist die Ursache. Zum Beispiel: Tumoren oder Divertikulitis. Oder neurologische Störungen sind die Ursache. Zum Beispiel: Schlaganfall oder Querschnittslähmung.
Funktionell bedingt bedeutet: Eine verlangsamte Stuhlausscheidung ist die Ursache. Oder ungünstige Ernährungsgewohnheiten und Lebensgewohnheiten sind die Ursache.

Tab. 5.1 Formen und Ursachen der Obstipation

Form	Beschreibung	Ursache
chronisch-habituelle (funktionelle) Obstipation als Folge von Lebensgewohnheiten	dauerhaft, häufigste Form der Obstipation	• Bewegungsmangel • einseitige ballaststoffarme Ernährung • Flüssigkeitsmangel • Hektische Lebensweise mit hastig eingenommenen Mahlzeiten. Wenig Zeit für den Toilettengang, Unterdrücken des Stuhldrangs. • Veränderter Tag-Nacht-Rhythmus. Zum Beispiel bei Schichtarbeit.
chronische Obstipation im Zusammenhang mit Erkrankungen	dauerhaft, anderen Ursachen wie Erkrankungen	• Querschnittssyndrom • angeborene Fehlbildungen • *Mukoviszidose* • Dickdarmkrebs
akute Obstipation	plötzliches und kurz anhaltendes Auftreten	• ungewohnte Umgebung • Immobilität nach Operationen. Oder durch Krankheit. • Ileus (Darmverschluss) • Beschwerden im Afterbereich. Zum Beispiel Hämorrhoiden. • Schwangerschaft • hormonelle Veränderungen • Einnahme bestimmter Medikamente. Zum Beispiel Schmerzmittel mit Opioid.
Pseudoverstopfung	kurzzeitige Reduzierung der Defäkationsfrequenz nach einer nahezu vollständigen Darmentleerung. Der Körper benötigt Zeit, um den Darm wieder zu füllen.	• Ernährungsumstellung • Reduktionskost • Fasten • nach Durchfall

5

5.2 Welche Symptome gibt es bei einer Obstipation?

Die funktionelle Obstipation wird mithilfe von bestimmten Kriterien definiert. Mindestens 2 der folgenden Symptome müssen innerhalb der letzten 6 Monate für 12 Wochen bestehen:

- weniger als 3 Defäkationen in der Woche
- starkes Pressen
- klumpiger oder harter Stuhl
- Gefühl der unvollständigen Entleerung
- Gefühl einer Blockierung
- Erleichterung durch Hilfen wie den Finger
- weicher, ungeformter Stuhl nur unter Gabe von *Laxanzien* (Abführmitteln)
- kein Reizdarmsyndrom

Wann muss eine Obstipation abgeklärt werden?

Obstipation kann auf eine ernst zu nehmende Erkrankung hinweisen. Pflegefachpersonen geben folgende Auffälligkeiten zur ärztlichen Abklärung weiter:

- Blut im Stuhl.
- Akute Obstipation ohne Vorfälle in der Vorgeschichte.
- Obstipation und Durchfall treten im Wechsel auf. Das Fachwort dafür heißt: **paradoxe Diarrhö**.

5.3 Welche Maßnahmen zur Obstipationsprophylaxe gibt es?

Begriffserklärung

Obstipationsprophylaxe: Maßnahmen, um einer Obstipation vorzubeugen.

5

Die Obstipationsprophylaxe gliedert sich in diese Bereiche:

- Die Obstipationsrisiken erfassen und einschätzen.
- Die pflegerischen Maßnahmen der Obstipationsprophylaxe auswählen.
- Die Wirksamkeit der Maßnahmen auswerten.

Obstipationsrisiken erfassen und einschätzen

Das Erfassen und Einschätzen des Obstipationsrisikos orientiert sich an den bestimmten Kriterien. Pflegefachpersonen beobachten die Ausscheidung. Sie befragen Patienten oder deren Angehörige nach folgenden Kriterien:

- Häufigkeit der Defäkation
- Schmerzen bei der Defäkation
- Bauchschmerzen
- Zeit für den Toilettengang
- Maßnahmen zur Stuhlentleerung, zum Beispiel Medikamenteneinnahme
- erfolglose Toilettengänge

Pflegefachpersonen achten auf Verhalten, das auf eine Obstipation hinweisen kann. Demenziell erkrankte Patienten werden zum Beispiel: unruhig, ungeduldig oder aggressiv. Sie ziehen sich zurück. Oder sie verweigern die Nahrungsaufnahme.

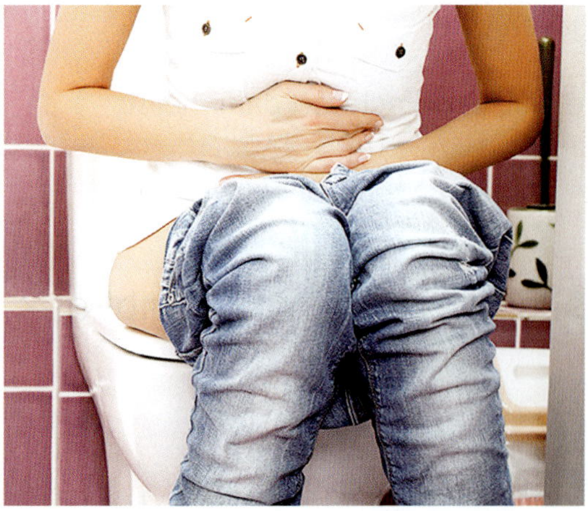

Abb. 5.1 Schmerzen oder Erfolgslosigkeit beim Stuhlgang sind oft Anzeichen für Obstipation. [J787]

Welche pflegerischen Maßnahmen erfolgen zur Obstipationsprophalaxe?

Pflegerische Maßnahmen der Obstipationsprophylaxe sind besonders bei der chronisch-habituellen (funktionellen) Obstipation erfolgreich.

Die Maßnahmen orientieren sich immer an der Situation des Patienten.

Pflegefachpersonen

- beziehen den Patienten in die Maßnahmen mit ein.
- motivieren den Patienten.
- beraten zu unterschiedlichen Maßnahmen.

Ernährung

Die Ernährung spielt eine wichtige Rolle bei der Obstipationsprophylaxe.
Es ist wichtig, die Ernährung langsam umzustellen. So kann sich der Darm daran gewöhnen. Pflegefachpersonen beraten den Patienten. Sie beachten Folgendes:

- Den Patienten in Ruhe essen lassen. Den Patienten dazu anhalten, die Nahrung gründlich zu kauen.
- Mehrere kleine Mahlzeiten anbieten: Fünf kleine Mahlzeiten sind besser als drei große Mahlzeiten.
- Ballaststoffreiche Ernährung anbieten.
- Sauermilchprodukte anbieten. Zum Beispiel: Naturjoghurt, Molke, Buttermilch, Kefir.
- Darmanregende Nahrungsmittel anbieten. Zum Beispiel Pflaumen oder Pflaumensaft. Oder Milchzucker in Getränke rühren.
- Stopfende Nahrungsmittel vermeiden. Zum Beispiel: Schokolade, Banane, Kakao, Schwarztee, Weißmehlprodukte.
- Nahrungsmittel wie Leinsamen oder Weizenkleie nur in Kombination mit reichlich Flüssigkeit zuführen. Sonst „verklebt“ der Darm. Und eine Obstipation bis zum Ileus kann die Folge sein.

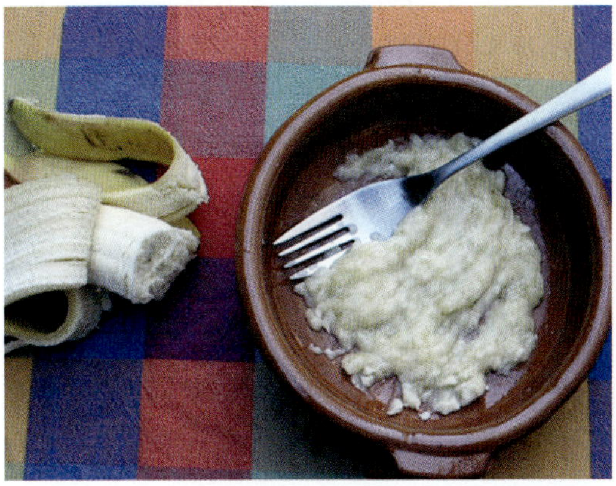

Abb. 5.2 Bananen sollten bei Obstipation vermieden werden. Bei Durchfall sind sie jedoch sehr zu empfehlen.
[M294]

5

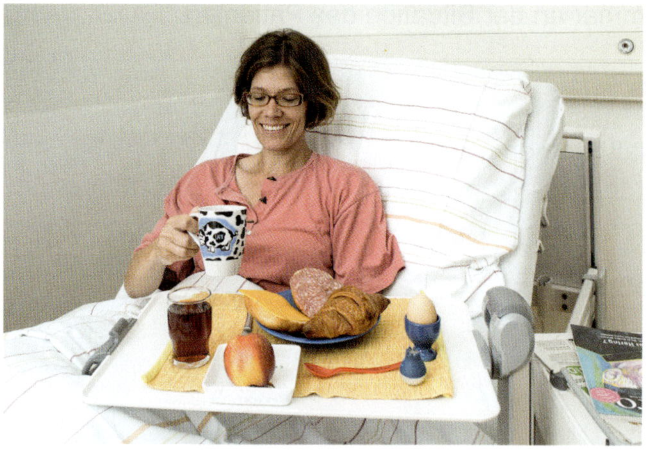

Abb. 5.3 Die Aufnahme von Nahrung sollte entspannt und langsam stattfinden. [K115]

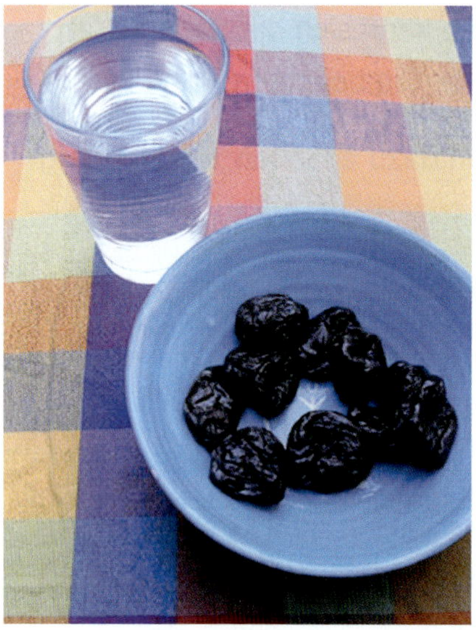

Abb. 5.4 Eingeweichte Backpflaumen eignen sich zur Behandlung von Obstipation. [M294]

Flüssigkeitszufuhr

Die Flüssigkeitszufuhr sollte beim Erwachsenen mindestens 2 Liter pro Tag betragen. Eine Rücksprache mit dem Arzt erfolgt bei: Niereninsuffizienz oder Herzinsuffizienz. Kaffee regt die Ausscheidung ebenfalls an, falls er getrunken werden darf.
Zur Obstipationsprophylaxe sollte vorwiegend getrunken werden:

- Mineralwasser
- Kräutertee
- Obstsaft
- Gemüsesaft
- Pflaumensaft
- Sauerkrautsaft

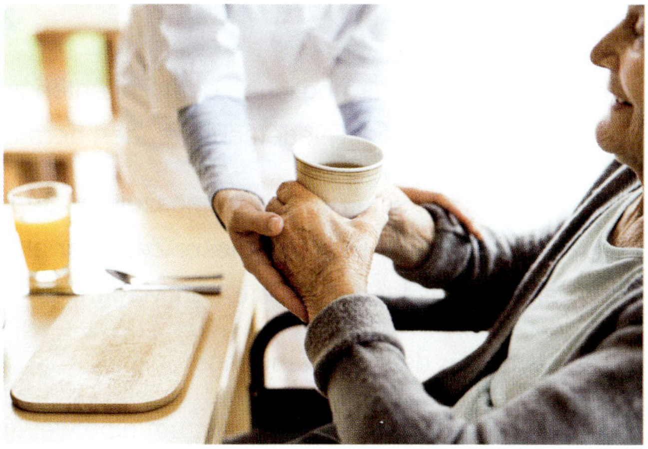

Abb. 5.5 Viel trinken beugt der Obstipation vor.
[J787]

Bewegung

Bewegung vermeidet Obstipation und sollte im Tagesablauf integriert sein.
Nach Operationen (postoperativ) wird schnellstmöglich mobilisiert.
Das aktive und passive Bewegen der Beine fördert die Darmbewegungen. Das Fachwort für Darmbewegungen heißt: *Darmperistaltik*.
Es können Bewegungsübungen selbständig oder durch Anleitung durchgeführt werden. Zum Beispiel das abwechselnde Ausdehnen und Einziehen des Bauchs.

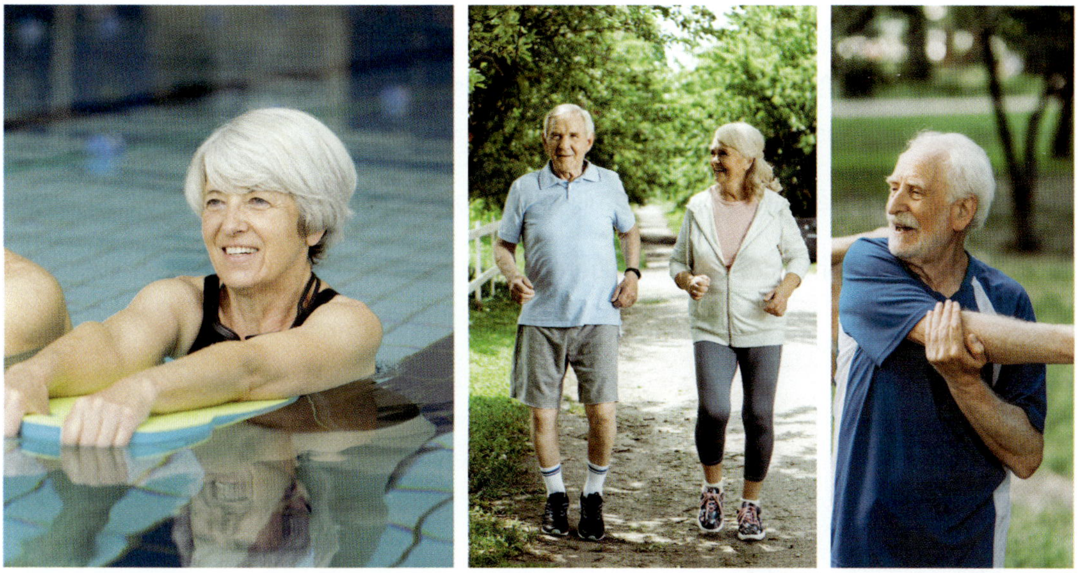

Abb. 5.6 Bewegung beugt Obstipation vor. Bewegung steigert das Wohlbefinden. Außerdem werden Herz-Kreislauf-Erkrankungen vorgebeugt.
[J787]

Ausscheidung

Pflegefachpersonen ermöglichen dem Patienten zur Ausscheidung eine ruhige und ungestörte Umgebung. Pflegefachpersonen beraten zu folgenden Themen:

- Gewöhnung an feste Ausscheidungszeiten: Geeignet ist die Zeit nach dem Aufstehen, weil der Darm zu dieser Zeit sehr aktiv ist. Zusätzlich hilft ein Glas lauwarmes Wasser auf nüchternen Magen.
- Zeit lassen für den Toilettengang.
- Den Stuhldrang nie unterdrücken, um eine weitere Eindickung zu vermeiden.
- Hocksitzhaltung einnehmen.
- Feucht-warme Bauchauflage auflegen.
- Digitale Stimulation.
- Leibwaschung nach Kneipp durchführen.
- Kolonmassage durchführen.

Betroffene können die Kolonmassage selbst durchführen:

- Den Dickdarm von rechts unten über rechts oben, links oben nach links unten massieren.
- Entweder mit großen oder mit spiralförmig kreisenden Bewegungen im Uhrzeigersinn massieren.
- Leichten Druck während der Ausatmung ausüben.
- Den Druck bei der Einatmung reduzieren.
- Dauer der Massage: mindestens 5 Minuten.

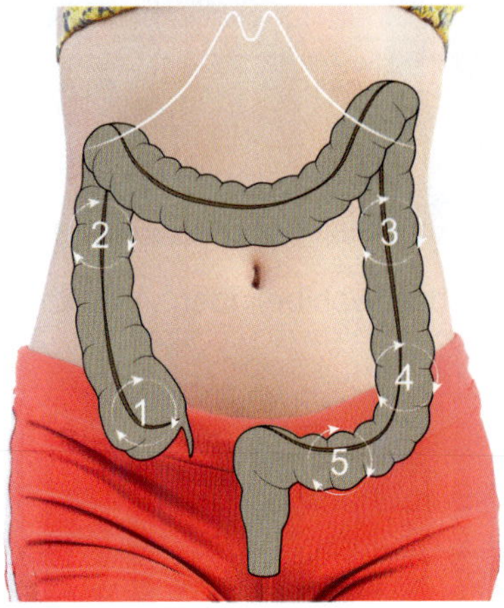

Abb. 5.7 Bei der Kolonmassage nach Vogler werden die fünf markierten Punkte im Uhrzeigersinn massiert.
[J787, L264]

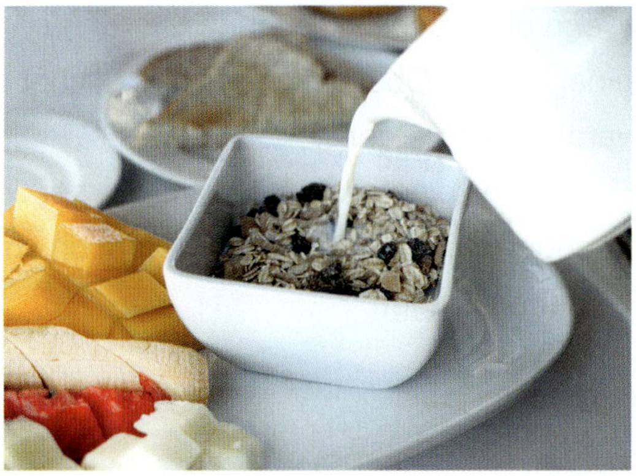

Abb. 5.8 Eine ballaststoffreiche Ernährung trägt zur Obstipationsprophylaxe bei. [J787]

Praxistipp

Digitale Stimulation

Die digitale Stimulation unterstützt die Entleerung durch Auslösen des Analreflexes. Sie wird als sehr unangenehm empfunden. Deshalb wählen Pflegefachpersonen vorher andere Maßnahmen aus.

Durchführung:

- Den Patienten in Seitenlage mit angewinkelten Beinen positionieren.
- Den Patienten zu ruhigem Einatmen und Ausatmen anleiten.
- Handschuhe anziehen.
- Fetthaltige Creme auf Finger auftragen.
- Den Patienten auffordern, den Schließmuskel locker zu lassen.
- Den Zeigefinger langsam und vorsichtig etwa 3–5 cm in den Mastdarm des Patienten einführen. Für 15 Sekunden kreisende Bewegungen entlang der Darmwand ausführen.
- Den Vorgang bis zur Entleerung wiederholen.

Evaluation der Maßnahmen

Zur Auswertung der Maßnahmen auf Erfolg können Daten aus dem Dokumentationssystem herangezogen werden. Zum Beispiel: Defäkationsfrequenz oder Schmerzen bei der Stuhlausscheidung.
Aber auch das Befinden des Betroffenen wird erfragt: Findet die Stuhlausscheidung ohne Pressen statt? Findet die Stuhlausscheidung mit einem Gefühl der kompletten Entleerung statt?

5

Wenn die prophylaktischen Maßnahmen nicht erfolgreich sind, dann kann bei einer akuten Obstipation nach ärztlicher Anordnung ein **Klistier** oder ein **Einlauf** verabreicht werden.
Es sollten keine **oralen Laxanzien** bei der funktionellen Obstipation prophylaktisch gegeben werden. Der Dauergebrauch von oralen Laxanzien hat starke Nebenwirkungen.

6 Stuhlinkontinenz

Begriffserklärung

Stuhlinkontinenz: Jeder unwillkürliche Verlust von Darmgasen und Stuhl zu unpassender Zeit und an unpassendem Ort.

Stuhlinkontinenz wird von den Betroffenen als noch **belastender** als die Urininkontinenz empfunden.
Betroffene schämen sich. Das liegt vor allem daran, dass das Thema in der Gesellschaft nicht akzeptiert wird und stillgeschwiegen wird. Das Fachwort für das Stillschweigen eines Themas heißt: *Tabuisierung*.
Betroffene suchen selten das Gespräch. Oft rutschen sie in die soziale Isolation. Weniger als 25 Prozent der Betroffenen suchen medizinische Hilfe. Männer später als Frauen.
Die Stuhlinkontinenz hat also einen wichtigen Einfluss auf die Lebensqualität und das soziale Leben.

6.1 Welche Formen und Ursachen der Stuhlinkontinenz gibt es?

Formen der **Stuhlinkontinenz** werden anhand der Gradeinteilung voneinander unterschieden:

- **Grad 1:** Teilinkontinenz mit: Stuhlschmieren bei Belastung und Diarrhö, unkontrollierter Abgang von Darmgasen. Die Unterwäsche ist gelegentlich gering verschmutzt.
- **Grad 2**: Teilinkontinenz mit gelegentlichem Abgang von dünnem Stuhl und Darmgasen. Die Unterwäsche ist häufig verschmutzt.
- **Grad 3:** Totalinkontinenz mit vollständig unkontrolliertem Abgang von Stuhl und Darmgasen.

Die Ursachen der Stuhlinkontinenz können vielfältig sein. Manchmal treten auch Mischformen auf. Sie sind abhängig von der Form der Stuhlinkontinenz.

Tab. 6.1 Formen und Ursachen der Stuhlinkontinenz

Form	Ursache
primäre Stuhlinkontinenz (Neuralinkontinenz)	• angeboren bei Spina bifida • *traumatisch* bei Bandscheibenvorfällen oder Wirbelkörperfrakturen mit Querschnittslähmung • *zerebral* bei demenziellen Erkrankungen oder Hirntumoren • *spinal* bei multipler Sklerose oder Diabetes mellitus
sensorische Stuhlinkontinenz	Fehlfunktion oder Verlust der Rezeptoren im Analkanal oder Rektum. Breiiger oder flüssiger Stuhl kann schlechter zurückgehalten werden. Er wird nicht gespürt. Bei: • **Hämorrhoiden** • **Analprolaps** • Diarrhö
muskuläre Stuhlinkontinenz	Schädigung des Schließmuskels oder der Analhaut. Dabei Stuhldrang mit unmittelbarem Stuhlverlust. Abgang von Winden und Abgang von Stuhl bei körperlicher Belastung. Bei oder nach: • Beckenbodeninsuffizienz • Geburtstraumen • Fisteloperationen • Tumoren • Rektumprolaps • Pfählungen (häufige Verletzungsart nach schweren Autounfällen)
reservoirbedingte Stuhlinkontinenz	Störung der Speicherfunktion im Mastdarm. Bei oder nach: • Operationen am Rektum • Rektumkarzinom • Colitis ulcerosa • Morbus Crohn
psychische Stuhlinkontinenz	• demenzielle Erkrankungen • posttraumatisches Belastungssyndrom • Psychose • Enkopresis (Einkoten bei Kindern, nachdem sie trocken sind.)

6.2 Wie erkennt man eine Stuhlinkontinenz?

Die Einschätzung der Inkontinenzsituation ist aufgrund der Tabuisierung und der **Scham** erschwert. Pflegefachpersonen achten auf Hinweise wie zum Beispiel:

- Häufige Toilettengänge.
- Perianale Hautsymptome. Zum Beispiel: Juckreiz, Brennen, Benetzung der Haut mit Sekret und vermehrtes Kratzen.
- Starke oder aggressive Ablehnung notwendiger Unterstützung bei der Körperpflege. Oder beim Wäschewechsel.
- Den plötzlichen Wunsch, das Bett selbst zu beziehen.
- Wegwerfen oder vermehrtes Fehlen von Wäsche.
- „Heimlicher“ Gebrauch von Inkontinenzhilfsmitteln.
- Das Aufgeben sozialer Aktivitäten.

Das persönliche Gespräch in der Anamnese ist die Grundlage zur Einschätzung der Inkontinenzsituation.

Pflegefachpersonen

- vermitteln Ruhe und Verständnis.
- informieren sich über den Unterstützungsbedarf.
- beraten Patienten bei der Führung eines Stuhltagebuchs.

Das **Stuhltagebuch** enthält:

- Zeitpunkt der Stuhlentleerung
- Situationsbeschreibung
- Konsistenz oder Auffälligkeiten des Stuhls
- Auslöser für das Inkontinenzereignis: bestimmte Nahrungsmittel, Medikamente, Sport

Diagnostische Maßnahmen sind:

- Basisdiagnostik: Inspektion und Austastung des Rektums im Rahmen der körperlichen Untersuchung
- Ergänzende Diagnostik: Proktoskopie, anale Endosonografie
- Erweiterte Diagnostik: anorektale Manometrie (Druckmessung des Analsphinkters)

6.3 Wie behandelt man eine Stuhlinkontinenz?

Die Behandlung und Pflege bei einer Stuhlinkontinenz erfolgt durch eine Operation. Das Fachwort heißt: *operativ*. Oder mit Therapien ohne Operation. Das Fachwort heißt: *konservativ*.
Die Therapie richtet sich nach Form und Ursache der Stuhlinkontinenz.
Dabei orientiert man sich immer an den Bedürfnissen und Umständen des Patienten.

Operative Behandlung

Die Möglichkeiten zur operativen Behandlung der Stuhlinkontinenz sind begrenzt. Nicht immer ergibt sich daraus eine vollständige Heilung. Pflegefachpersonen wecken daher keine falschen Erwartungen bei den Patienten. Pflegefachpersonen verweisen auch auf die konservativen Behandlungsmöglichkeiten.
Folgende operative Behandlungen stehen zur Verfügung:

- Schließmuskelrekonstruktion
- sakrale Nervenstimulation
- Schließmuskelersatz

Konservative Behandlung

Die konservative Behandlung der Stuhlinkontinenz wird mit dem Patienten und dem therapeutischen Team ausgewählt und durchgeführt. Anschließend werden die Maßnahmen evaluiert.

Verhaltenstraining

Das Verhaltenstraining zielt auf eine langfristige Veränderung des Verhaltens. Dazu zählen:

- Training zur geplanten Entleerung, um einen täglichen Entleerungsrhythmus zu finden.
- Ernährungsumstellung auf ballaststoffreiche Ernährung mit ausreichender Flüssigkeitszufuhr.
- Einnahme bestimmter Medikamente. Zum Beispiel Peristaltikhemmer (Loperamid). Oder Essen von Nahrungsmitteln zur Stuhleindickung.
- Mobilitätsfördernde Maßnahmen zur Förderung des selbstständigen Toilettengangs.
- Erlernen von bestimmten Fertigkeiten. Zum Beispiel die **transanale Irrigation**.

Pflegefachpersonen motivieren und beraten die Patienten während der Verhaltenstherapie. Und sie leiten die Patienten an.

Sphinkter-Beckenboden-Training

Das Sphinkter-Beckenboden-Training fördert die Kräftigung der Beckenbodenmuskulatur. Darm und Schließmuskel werden trainiert. Der Stuhl kann dann regelmäßig an einem gewünschten Ort abgesetzt werden.

Hautpflege und Nutzung von Inkontinenzhilfsmitteln

Es können Hilfsmittel zur selbstständigen Toilettennutzung angewendet werden.
Zum Beispiel:

- Toilettenstuhl
- Toilettensitzerhöhung
- Halterungen
- Gehhilfen
- Vorlagen

Hilfsmittel geben den Betroffenen Sicherheit.
Häufige Probleme sind: starke Hautreizung durch Stuhl und die Geruchsbelästigung.
Diese Probleme verursachen bei den Betroffenen Scham.
Pflegefachpersonen wechseln regelmäßig die Vorlagen.
Patienten mit Stuhlinkontinenz sind gefährdet, eine inkontinenz-assoziierte Dermatitis zu entwickeln. Diese tritt häufiger auf bei gleichzeitiger Harninkontinenz und Stuhlinkontinenz. Eine sorgfältige Hautreinigung und Hautpflege sind deshalb wichtig.

Analtampons

Analtampons gibt es in unterschiedlichen Größen und Formen.
Jeder Patient muss die für sich passende Form und Größe finden.
Sie werden wie Zäpfchen in den Darm eingeführt. Dort dehnen sie sich aus. Ein Austreten des Stuhls wird verhindert. Sie können bis zu 12 Stunden belassen werden. Vorteile sind:

- Geruchsverhinderung
- Hautschutz
- sportliche Aktivitäten sind möglich

Patienten benötigen zwischen 3 und 5 Tagen, um sich an das Hilfsmittel zu gewöhnen.

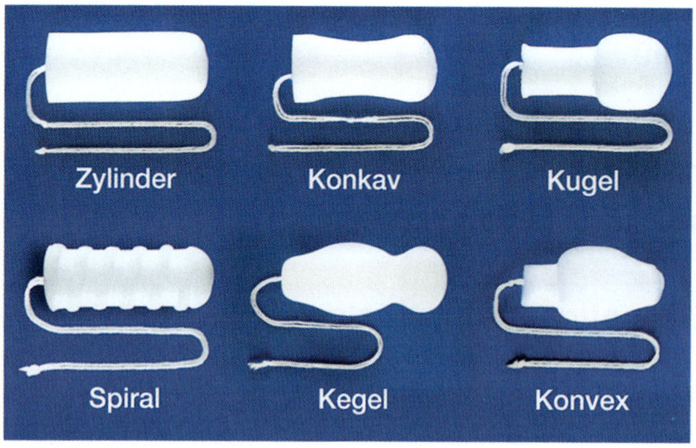

Abb. 6.1 Analtampons [V107]

Fäkalkollektoren

Fäkalkollektoren sind Stuhlauffangbeutel.
Sie werden bei immobilen Patienten um den Analbereich herum aufgeklebt. Häufig werden sie bei Intensivpatienten verwendet.
Das Auffangen des Stuhls schützt die Haut.
Der Fäkalkollektor besteht aus einem Plastikbeutel mit Ablassstutzen und einer selbstklebenden Hautschutzplatte.

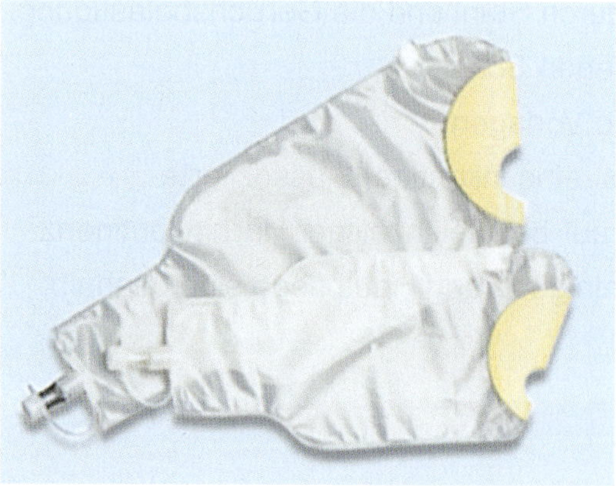

Abb. 6.2 Fäkalkollektor [U143]

Anlegen eines Fäkalkollektors:

- Den Patienten auf der Seite positionieren. Knie anziehen lassen.
- Handschuhe anziehen.
- Den verschmutzten Analbereich mit Wasser säubern.
- Die Behaarung im Klebebereich rasieren.
- Zum Aufkleben des Kollektors muss die Haut sauber, trocken und fettfrei sein.

- Selbstklebende Hautschutzplatte mit den Händen anwärmen. In Richtung Anus aufkleben.
- Die Öffnung des Beutels zeigt zum Anus. Die Öffnung kann bei Bedarf zugeschnitten werden.
- Die Kleberänder vom Damm in Richtung Steiß an die Gesäßhälften drücken.
- Den korrekten Sitz überprüfen. Bequemlichkeit erfragen.
- An den Ablasshahn kann ein Drainagebeutel angeschlossen werden.
- Bei halbfestem Stuhl kann das untere Ende des Beutels abgeschnitten werden. Und es kann dann mit der beigefügten Klammer verschlossen werden.
- Spätestens nach einer Liegedauer von 48 Stunden den Fäkalkollektor vorsichtig wechseln. Dabei die Haut beobachten. Und zwar vor allem unter der Klebefläche.

7 Abkürzungen und Fachwörter

Hier finden Sie Erklärungen für wichtige Abkürzungen und Fachwörter aus diesem Buch. Beide Listen sind nach dem Alphabet geordnet.

Abkürzungen

Abkürzung	Bedeutung	Erklärung
%	Prozent	Prozent gibt den Anteil von etwas Ganzem an. Zum Beispiel: 50 Prozent bedeutet die Hälfte von etwas Ganzem.
Ch	**Ch**arrière	Maßangabe für den Durchmesser eines Katheters
cm	Zentimeter	Maßeinheit für Längenangaben
g	**G**ramm	Maßeinheit für Gewichte
mg	**M**illi**g**ramm	Eine Maßeinheit. Milligramm gibt an, wie schwer etwas ist. 1 Milligramm ist ein Tausendstel Gramm.
ml	**M**illi**l**iter	Maßangabe für Flüssigkeitsmengen
pH-Wert	Potential des Wasserstoffs	Dieser Wert gibt an, wie sauer oder basisch ein Stoff ist.

Fachwörter

Im Buch ist eine Auswahl von Fachwörtern zum Thema Ausscheidung fett gedruckt und gelb hinterlegt. Hier finden Sie die Erklärung zu diesen Fachwörtern.

A	
Adipositas	Fettleibigkeit oder Fettsucht
Algurie	Schmerzen beim Wasserlassen
Amöbiasis	parasitäre Infektionskrankheit
Analprolaps	Der Analkanal fällt aus dem Anus.
Anurie	Reduzierung der Urinmenge auf weniger als 100 ml. Leitsymptom beim akuten Nierenversagen: urologischer Notfall!
Anus	After
Appendix	Wurmfortsatz
Appendizitis	Blinddarmentzündung
Arteria renalis	Nierenarterie
B	
Bilirubinurie	Ausscheidung von Bilirubin im Urin. Bilirubin ist der Gallenfarbstoff.
Blaseninstillation	Einbringen einer Medikamentenlösung in die Blase
C	
Caecum	Blinddarm
Cholera	bakterielle Infektionskrankheit
Colitis ulcerosa	chronisch-entzündliche Darmerkrankung
Colon	Dickdarm
Colon ascendens	aufsteigender Dickdarm
Colon descendens	absteigender Dickdarm
Colon sigmoideum	S-förmiger-Dickdarm
Colon transversum	quer verlaufender Dickdarm
Cortex renalis	äußere helle Nierenrinde
D	
Darmperistaltik	Darmbewegungen zum Weitertransport der Nahrung. Die Darmperistaltik wird vom vegetativen Nervensystem gesteuert.
Defäkationsfrequenz	Häufigkeit des Stuhlgangs
Dehydratation	Flüssigkeitsmangel
Diarrhö	Durchfall
Diuretika	Entwässernde Medikamente. Das sind Medikamente, die die Ausscheidung von Harn anregen.
Divertikel	Aussackungen der Schleimhaut
Duodenum	Zwölffingerdarm

D	
Dyspepsiestuhl	grünlich-ockerfarbener Stuhl
Dysurie	Erschwertes oder gestörtes Wasserlassen, das mit Missempfindungen und Schmerzen einhergeht.
E	
Emesis	Erbrechen
Enkopresis	Einkoten. Das wiederholte Absetzen von Kot. Zum Beispiel in die Kleidung.
enterale Ernährung	Ernährung über den Verdauungstrakt
Enzyme	Eiweiße, die den Körper unterstützen und steuern.
Erythropoetin	Ein Hormon. Erythropoetin fördert die Entwicklung der roten Blutkörperchen. Das Hormon wird in der Niere produziert.
F	
Fäulnisdyspepsie	Verdauungsstörung. Dabei werden unverdaute Eiweiße durch Darmbakterien zersetzt.
Fekalom	Kotsteine
G	
Gärungsdyspepsie	Verdauungsstörung. Dabei werden unverdaute Kohlenhydrate durch Darmbakterien vergoren.
Gaster	Magen
gastrointestinal	Magen und Darm betreffend
Glomerulusfiltrat	Primärharn
H	
Hämoglobinurie	Ausscheidung von Hämoglobin über den Urin. Hämoglobin ist der rote Blutfarbstoff.
Hämolyse	Auflösung der roten Blutkörperchen
Hämorrhoiden	Knotenförmige Erweiterungen zwischen Enddarm und Schließmuskel des Afters. Sie können bluten, jucken und nässen.
Hepar	Leber
I	
Ileum	Krummdarm
Ileus	Darmverschluss
Inkontinenz	Die fehlende oder mangelnde Fähigkeit, Urin oder Stuhl zu halten und kontrolliert abzugeben.
Jejunum	Leerdarm
K	
Koloskopie	Darmspiegelung
Kontinenz	Fähigkeit, durch den Tonus der Schließmuskeln die Harnröhre verschlossen zu halten.
L	
Laryngopharynx	unterer Teil des Rachens, von Kehldeckel bis zum Kehlkopf

M	
Makrohämaturie	sichtbares Blut im Urin
makroskopisch	mit dem Auge sichtbar
Malabsorbtion	Aufnahmestörung der bereits gespaltenen Nahrungsbestandteile
Maldigestion	unzureichende Verdauung der Nahrung
Medulla renalis	das fein gestreifte Nierenmark
Melaena	Teerstuhl
Mikrohämaturie	Ausscheidung von Blut im Urin, das mit dem Auge nicht sichtbar ist.
mikroskopisch	mit dem Auge nicht sichtbar
Miktion	Entleerung der Harnblase
Morbus Crohn	chronisch-entzündliche Darmerkrankung
N	
Nahrungskarenz	Verzicht auf Nahrung für eine bestimmte Zeit
Nykturie	• vermehrtes nächtliches Wasserlassen • verstärkte nächtliche Harnproduktion
O	
Obstipation	Verstopfung
okkultes Blut	Blut im Stuhl, das nicht mit den Augen zu sehen ist.
Oligurie	Reduzierung der Urinmenge auf weniger als 200 ml. Leitsymptom beim akuten Nierenversagen.
oral	über den Mund
Osmolarität	die Anzahl der gelösten Teilchen in einer Flüssigkeit
Ösophagus	Speiseröhre
Ösophagusvarizenblutung	Krampfaderblutungen aus der Speiseröhre
P	
Pankreas	Bauchspeicheldrüse
paradoxe Diarrhö	Obstipation und Durchfall treten im Wechsel auf
Perspiration	Ausscheidung von Wasser über die Körperoberfläche
Perspiratio insensibilis	unsichtbarer Flüssigkeitsverlust über Haut und Atmung
Perspiratio sensibilis	sichtbarer Flüssigkeitsverlust durch Schwitzen
Pharynx	Rachen
pH-Wert	Wert, der angibt, wie sauer oder basisch ein Stoff ist. Der pH-Wert des Urins gibt Aufschluss über die im Urin gelöste Menge an Säuren. Der physiologische pH-Wert liegt zwischen 5 und 6. Also ist der ph-Wert leicht sauer. Säurekonzentration und pH-Schwankungen können durch die Ernährung physiologisch verändert werden.
physiologische Ausscheidung	natürliche oder gesunde Ausscheidung

P	
Pollakisurie	• häufig auftretender Harndrang bei nur kleiner Miktionsmenge • Harndrang bei bereits geringer Blasenfüllung
Polyurie	Erhöhung der täglichen Urinmenge auf mehr als 1.500 ml beim Erwachsenen
Prostatitis	Entzündung der Prostata
Pyelon, Pelvis renalis	Nierenbecken
Pyelonephritis	Nierenbeckenentzündung
Pyurie	Ausscheidung von eitrigem Harn
R	
Rektum	Mastdarm
Renin	Ein Enzym. Renin wandelt Angiotensinogen in Angiotensin I um. Es wird in den Nieren gebildet. Hauptaufgabe: Blutdruck und das Flüssigkeitsvolumen im Kreislauf konstant halten.
resorbieren	Aufnahme von Stoffen in den Körper
Retroperitonealraum	Bindegewebsraum zwischen der hinteren Bauchwand und dem äußeren Blatt des Bauchfells.
Rückresorption	Die Wiederaufnahme von Stoffen, nachdem die Stoffe bereits im Körper verarbeitet wurden.
S	
Salmonellose	bakterielle Erkrankung durch Salmonellen
Stenose	Verengung
Stoma	Öffnung. In Bezug auf Operation bedeutet Stoma: künstlicher Ausgang. Häufig Darmausgang.
T	
transanale Irrigation	Verfahren zur kontrollierten Entleerung des Darms
Typhus abdominalis	Infektionskrankheit
U	
Urämie	Vergiftung durch Ansammlung harnpflichtiger Substanzen im Blut
Urethritis	Harnröhrenentzündung
V	
Vena renalis	Nierenvene
Verdauungstrakt	Alle Organe, die bei der Ernährung beteiligt sind.
Vitalzeichen	Die von außen wahrnehmbaren Lebensfunktionen des Menschen. Die Vitalzeichen können gemessen werden.

Verwendete Literatur

Kurz, A. (2019). Ausscheidung. In N. Menche, Pflege Heute (S. 172-211). München : Elsevier GmbH.

Menche, N.D., Guzek, B.D., Lambertz, C., & Raichle, G. (2021). Harnsystem, Wasser- und Elektrolythaushalt. In N. Menche, PFLEGEN Biologie Anatomie Physiologie (S. 193-213). München: Elsevier GmbH.

Menche, N. D., Guzek, B. D., Lambertz, C., & Raichle, G. (2021). Verdauungssystem, Ernährung und Stoffwechsel . In N. Menche, PFLEGEN Biologie Anatomie Physiologie (S. 151-192). München: Elsevier GmbH.

Menche, N., & Schäfer, S. (2019). Pflege bei Erkrankungen des Magen-Darm-Trakts. In N. Menche, Pflege Heute (S. 606-645). München: Elsevier GmbH.

Müller, S., & Schmal, J. (2021). Pflege von Menschen mit Erkrankungen von Nieren und Harnwegen. In C. Keller, PFLEGEN Gesundheits- und Krankheitslehre (S. 265-314). München: Elsevier GmbH.

Schmal, J. (2021). Ausscheidung - PFLEGEN Grundlagen und Interventionen. In G. P. Bartoszek, & C. Lambertz, PFLEGEN Grundlagen und Interventionen (S. 433-498). München: Elsevier GmbH.

Abbildungsnachweis

Hinter den Texten zu den Abbildungen steht eine Angabe in eckigen Klammern. Zum Beispiel [L190]. Diese Angabe nennt den Urheber der Abbildung.

E402-004	Drake, R. L./et al.: Gray's Anatomy for Students. Elsevier, 4. A. 2020.
E458	Kelley, L. L./Petersen, C. M.: Sectional Anatomy for Imaging Professionals. Elsevier/Mosby, 2. A. 2007.
E511	Wein, Kavoussi, Novick et al.: Campbell-Walsh Urology, 9th edition, Saunders, 2006.
F276-008	Bryant, R.J, Catto, J.W.F.: Haematuria. Surgery (Oxford) 26(4):150-153, 2008
F288	O. Kaidar et al: "Complications of Construction and Closure for Temporary Loop Ileostomy", Journal of the American college of Surgeons, Elsevier Science 2005
G926	Scully, C.: Medical Problems in Dentistry. Elsevier/Churchill Livingstone, 7. Aufl. 2014.
J787	Colourbox.com
K102	Thomas Reitz, London
K115	Andreas Walle, Hamburg
K157	Werner Krüper, Steinhagen
K183	Eckhard Weimer, Würselen
L138	Martha Kosthorst, Borken
L143	Heike Hübner, Berlin
L190	Gerda Raichle, Ulm
L231	Stefan Dangl, München
L234	Helmut Holtermann, Dannenberg
L243	Peter Sommerfeld, Wien
L264	Claudia Flüss, München
M194	Prof. Dr. med. Jörg Braun, Großhansdorf
M161	Michael Zimmer, Bammental
M294	Bernd Hein, Buch am Buchrain
M845	Christine Keller, Glonn
P441	Prof. Dr. M. Dominik Alscher
U143	Hollister Incorporated, Unterföhring
U151	Russka, Ludwig Bertram GmbH, Laatzen
U223	B. Braun Melsungen AG, Melsungen
U244	Medtronic GmbH, Meerbusch
V107	Med.SSE-System GmbH, Fürth
V130	Coloplast GmbH, Hamburg
V166	Standard Systeme GmbH, Hamburg
V220	PAUL HARTMANN AG, Heidenheim
V350	Beckman Coulter GmbH, Krefeld
V504	Willy Behrend GmbH & Co.KG, Isernhagen
V615	Ossenberg GmbH, Rheine
W335	FELIX BURDA STIFTUNG, München

Stichwörter

Hier finden Sie wichtige Stichwörter aus dem Buch in alphabetischer Reihenfolge.
Die Stichwörter können Sie auf den angegebenen Seiten nachschlagen.

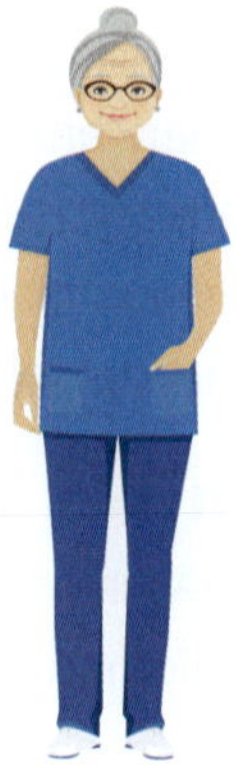